AF299000

LES ACTUALITÉS MÉDICALES

Les Opsonines

et

la Thérapeutique Opsonisante

LES ACTUALITÉS MÉDICALES

Collection de volumes in-16, de 96 pages, cartonnés. Chaque volume : 1 fr. 50

APERT. *Les enfants retardataires.*
— *La Goutte et son traitement.*
AUVRAY. *Diagnostic de l'appendicite.*
BARBIER et ULMANN. *La Diphtérie.*
BÉCLERE. *Les Rayons de Röntgen et le Diagnostic des Maladies.* 3 vol.
BERNARD (Léon). *Le Pneumothorax artificiel.*
BORDIER. *Les Rayons N et les Rayons N_1.*
BOUFFE DE SAINT-BLAISE. *Les Auto-intoxications de la grossesse.*
BRAQUEHAYE. *La Gastrostomie.*
BROUARDEL *Les Accidents du travail.* 2ᵉ éd
CARNOT. *Les Régénérations d'organes.*
CATHELIN. *Le Cloisonnement vésical.*
CERNÉ et DELAFORGE. *La Radioscopie clinique de l'estomac.*
CHANTEMESSE et BOREL. *Mouches et Choléra.*
— *Moustiques et Fièvre jaune.*
CHAVANNE. *Le traitement de la Surdité.*
CHIPAULT. *Chirurgie nerveuse d'urgence.*
CLAUDE. *Cancer et Tuberculose.*
COLLET. *L'Odorat et ses Troubles.*
COURMONT et DOYON. *Le Tétanos.*
DAUSSET. *L'air chaud et le froid en thérapeutique.*
DELHERM et LAQUERRIÈRE. *L'Ionothérapie électrique.*
DENY et CAMUS. *Les Folies intermittentes.*
DENY et ROY. *La Démence précoce.*
DOR. *La Fatigue oculaire.*
EMERY. *Le Traitement de la syphilis.* 2ᵉ édit.
ENRIQUEZ et SICARD. *Les Oxydations de l'Organisme.*
FROUSSARD. *Le Traitement de la Constipation,* 2ᵉ édit.
GAREL. *Le Rhume des Foins.*
GASTOU. *L'Ultramicroscope.* 2ᵉ édit.
— *Les Maladies du Cuir chevelu.* 2ᵉ édit.
— *Hygiène du Visage.*
GASTOU et GIRAULD. *Diagnostic de la Syphilis.*
GAULTIER. *Technique de l'exploration du Tube digestif.*
— *Calculs biliaires et Pancréatites.*
— *Les Dilatations de l'Estomac.*
— *Les Opsonines.* 2ᵉ édit.
GILBERT et LION. *La Syphilis de la Moelle.*
GILLES DE LA TOURETTE. *Les Myélites syphilitiques.*
— *Le Traitement de l'Épilepsie.*
GOUGET. *L'Artériosclérose et son traitement.* 2ᵉ édit.
GRASSET. *Diagnostic des Maladies de la Moelle.* 3ᵉ édit.
GRASSET. *Diagnostic des Maladies de l'Encéphale.* 2ᵉ édit.
GUISEZ. *Trachéobronchoscopie et Œsophagoscopie.*

HORAND. *Syphilis et Cancer.*
JOUAUST. *Les Traitements des Entérites.*
KEIM. *Les Médications nouvelles en obstétrique.*
LABBÉ (H.). *Les Médications reconstituantes.*
— *La Diathèse urique.*
LABBÉ (M.). *Le Cytodiagnostic.* 2ᵉ édit.
— *Le Sang.* 2ᵉ édit.
LANNOIS et POROT. *Les Thérapeutiques récentes dans les maladies nerveuses.*
LEGUEU. *Le Rein mobile.*
LE NOIR. *L'Obésité et son traitement.*
LÉPINE. *Le Diabète.* 2 vol. 2ᵒ édition.
LÉVY et BAUDOIN. *Les Névralgies et leur traitement.*
LIPPMANN. *Le Pneumocoque.*
MARFAN. *Le Rachitisme.*
MAUBAN. *L'Arthritisme.*
— *L'acétonurie et son traitement.*
MILIAN. *Traitement de la syphilis par le 606.*
MINET et LECLERCQ. *L'anaphylaxie.*
MOSNY. *La Protection de la santé publique.*
MOUCHET. *Chirurgie intestinale d'urgence.*
NATTAN-LARRIER. *Les Médications préventives.*
NICOLAS et JAMBON. *Hygiène de la peau et du cuir chevelu.*
OPPENHEIM et LŒPER. *La Médication surrénale.*
PAUCHET. *Chirurgie des Voies biliaires.*
PÉHU. *L'Alimentation des enfants malades.*
POUSSON. *Traitement chirurgical des Néphrites médicales.*
RAIMONDI. *Puériculture et Pouponnières.*
RÉGNIER. *La Mécanothérapie.*
— *Radiothérapie et Photothérapie.*
RICHE. *Les Etats neurasthéniques.*
ROUX (J.) *Les névroses traumatiques.*
SACQUÉPÉE. *Les Empoisonnements alimentaires.*
SAINTON et DELHERM. *Les Traitements du Goitre exophtalmique.*
SEZARY. *Tuberculinothérapie et sérothérapie antituberculeuse.*
TEISSIER. *Les Albuminuries curables.*
TRIBOULET et COYON. *Le Rhumatisme articulaire aigu en bactériologie.*
VASCHIDE et PIÉRON. *Psychologie du Rêve.*
VILLEMIN. *Le Canal vagino-péritonéal.*
WICKHAM et DEGRAIS. *Le radium dans le traitement du cancer.*
WIDAL et JAVAL. *La Cure de Déchloruration.* 2ᵉ édit.
ZIMMERN. *La Fulguration.*
ZIMMERN et TURCHINI. *Courants de haute fréquence et d'Arsonvalisation.*

Les Opsonines

et

la Thérapeutique Opsonisante

PAR LES VACCINS DE WRIGHT

PAR

Le Dr René GAULTIER

Ancien chef de clinique à la Faculté de Médecine de Paris,
Membre de la Société de Thérapeutique,
Lauréat de l'Académie de Médecine (Prix Desportes, 1908).

Avec 30 figures dans le texte

DEUXIÈME ÉDITION ENTIÈREMENT REVISÉE

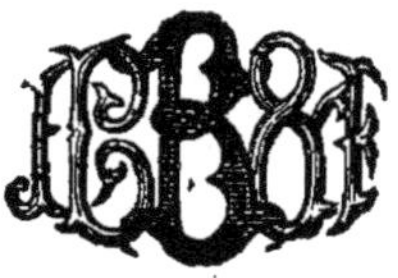

PARIS

LIBRAIRIE J.-B. BAILLIÈRE ET FILS

19, rue Hautefeuille, près le boulevard Saint-Germain

1913

LES OPSONINES

ET LA
THÉRAPEUTIQUE OPSONISANTE

AVANT-PROPOS
DE LA PREMIÈRE ÉDITION

Opsonines et *thérapeutique opsonisante*, voilà assurément, pour beaucoup d'entre nous, des mots nouveaux, un peu rébarbatifs au premier abord et qui sentent plus le laboratoire que la clinique. Et cependant, après une période d'essai et de tâtonnement qui dure à l'étranger depuis plus de six ans, avec les travaux de *Wright* et de ses collaborateurs, les voilà qui sortent du domaine des conceptions biologiques et que la méthode de thérapeutique opsonisante, dont les opsonines constituent la base, peut entrer de plain-pied dans la pratique médicale.

En France, ces questions ne sont guère connues que du monde savant; quelques articles de Levaditi exposant la question théorique des opsonines dans la *Presse médicale* ou à la *Société de biolo-*

gie, des articles analytiques de Romme dans la *Presse médicale,* de Bossan dans la *Gazette des hôpitaux,* une revue critique dans la *Semaine médicale,* le très documenté rapport de Jousset à la *Société de la tuberculose* sur l'emploi raisonné des tuberculines d'après la méthode opsonique dans le traitement de cette maladie et surtout la très intéressante thèse du Docteur Milhit, élève du professeur Chantemesse, sur les opsonines dans la fièvre typhoïde nous ont initiés scientifiquement à ces questions nouvelles.

Mais ce n'est plus seulement dans le domaine scientifique que nous devons rester à l'heure actuelle, c'est dans le domaine de la pratique et plus particulièrement dans le domaine de la thérapeutique que nous en devons poursuivre l'étude.

La conception originale de sir A. Wright dans la lutte contre les maladies infectieuses de *l'utilisation des substances protectrices élaborées par l'organisme sous l'influence des vaccins,* et la technique spécialement inventée par cet auteur pour mesurer ces substances protectrices l'ont amené à des déductions pratiques extrêmement importantes, et à créer, en même temps que le terme d'*opsonines,* qui résume son concept des substances protectrices, une thérapeutique que l'on pourrait dire *opsonisante,* puisqu'elle met en œuvre par l'emploi des *vaccins* le développement de ces mêmes substances protectrices.

C'est, on le voit d'après cet aperçu, une application en thérapeutique de la méthode plus générale de l'immunisation, et son emploi, s'il doit entrer dans la pratique, justifiera la phrase que Wright met en tête de son livre : Studies on immunisation : « *The Physicians of the future will be one immunisator.* »

Or il nous semble, pour notre part, que cette méthode doit entrer dans la pratique, et voici les deux principales raisons qui nous portent à le penser :

1° D'une part, c'est que,—bien que la mesure des substances protectrices (les opsonines), qui exige une certaine technique de laboratoire, doive rigoureusement servir de base à l'emploi des vaccins, — Wright a déjà pu établir, dans un certain nombre de maladies infectieuses, *des indications d'ordre purement clinique*, qui, en permettant de juger de l'opportunité de l'emploi et de la dose du vaccin, comme par la mesure même des opsonines, en permettent du même coup un emploi plus général.

2° D'autre part, c'est parce que, — bien qu'il soit préférable d'employer comme vaccins les microbes retirés de l'organisme même du malade que l'on a à soigner, obligation qui, en exigeant des manipulations bactériologiques délicates,

contre-indiquerait fatalement l'emploi d'une semblable méthode si elle était nécessaire, — Wright
a montré qu'il suffit le plus souvent de connaître
de par l'examen clinique la nature de l'infection
que l'on veut traiter (exemple : staphylocoque pour
furonculose, streptocoque pour érysipèle, etc.)
pour être à même de choisir la nature des vaccins
appropriés à cette infection parmi le *stock de vaccins* au préalable préparés dans des laboratoires
spéciaux.

C'est ainsi que nous avons pu, à la clinique de
l'Hôtel-Dieu, dans le service et sous la direction
de notre maître M. le professeur Dieulafoy, qui
a encouragé de sa haute et bienveillante intervention nos efforts dans cette voie, traiter avec
les vaccins de Wright quelques cas de gonococcie
généralisée, dont il vient de faire l'objet de ses
leçons cliniques si avidement écoutées.

Friand de toutes les questions de thérapeutique,
cette partie de notre art médical si passionnante,
à laquelle nous ont initié des maîtres comme le
professeur Albert Robin, nous sommes heureux
de pouvoir faire connaître dans cette « actualité »
une méthode qui nous semble pleine d'avenir. —
Sans vouloir délaisser la vieille thérapeutique em-
pirique (et pour notre part, l'emploi que nous avons
fait d'une drogue naturelle telle que le gui de chêne,
remise par nous dans l'arsenal de la thérapeutique

moderne par l'étude de ses propriétés physiolo-
giques, nous met à l'abri d'un semblable reproche),
les méthodes de thérapeutique nouvelles, issues
des travaux de Pasteur et de ses successeurs, ba-
sées sur la connaissance approfondie des maladies
infectieuses et des réactions biologiques qui les
accompagnent, demandent, nous semble-t-il, à
être chaque jour plus étudiées pour être davantage pratiquées.

C'est dans ce but que nous écrivons cette revue
générale. Nous n'y apportons qu'une très faible
expérience personnelle, puisqu'elle ne porte à
l'heure actuelle que sur les quatre cas de gonoccocie généralisée étudiés à la clinique de l'Hôtel-
Dieu avec notre maître M. le professeur Dieulafoy ; mais, comme ces cas sont parmi les premiers
cas de gonoccocie avec guérison traités en France
par cette méthode, il nous semble légitime, à côté
des belles leçons cliniques que leur a consacrées
M. Dieulafoy, par ce petit exposé pratique de faire
connaître la méthode thérapeutique qui a amené
leur amélioration.

Et après avoir brièvement exposé cette très intéressante *méthode opsonique* de Wright, avec
les applications thérapeutiques qui en découlent,
nous posions les conclusions suivantes :

Depuis plus de six ans étudiée à l'étranger, la
méthode opsonique figure, comme en fait foi le

livre américain de Greene, auquel nous avons emprunté quelques figures de notre livre, parmi les méthodes de « diagnosis medical » (1) usuel. En France, comme nous le disions plus haut, cette méthode n'a donné lieu jusqu'ici qu'à des exposés théoriques et à des discussions doctrinales. C'est ainsi que plusieurs travaux s'appuyant sur les belles idées du professeur Metchnikoff n'ont point mis assez en relief la nouvelle thèse du professeur anglais, qui rend par des exemples concrets au sérum humain, aux dépens des leucocytes, le rôle prépondérant qui doit lui être assigné.

Reconnue pratique, la méthode opsonique devient entre les mains de Wright une méthode de contrôle pour le traitement des maladies infectieuses par des vaccins atténués suivant les principes dérivés des immortels travaux de Pasteur. Malgré cette parenté pastorienne, la *vaccinothérapie* de Wright est restée jusqu'ici à peu près inutilisée en France, et Milhit, qui nous a fait connaître, dans sa très belle thèse, les opsonines et la méthode de Wright, ne s'est guère servi de celle-ci que pour contrôler l'efficacité du sérum antityphique préparé par le professeur Chantemesse.

Notre collègue le Dr Mauté utilisa en France,

(1) Philadelphie, 1907.

l'un des premiers, à notre connaissance, les vaccins
de Wright, qu'il préparait lui-même pour ses essais
de traitement de staphylococcie dont il a publié
les résultats à la *Société de l'Internat* (1908).

Pour nous, frappé par les résultats obtenus
à l'étranger par cette méthode thérapeutique, nous
avons rapporté, à la suite d'un voyage d'étude (1),
les vaccins gonococciques de Wright, qui ont
servi à la clinique médicale de l'Hôtel-Dieu dans
le traitement de ces cas de septicémie gonococcique dont notre maître M. le professeur Dieulafoy a fait l'objet de ses belles leçons cliniques du
semestre d'hiver, et c'est à l'instigation des travaux de la clinique médicale de l'Hôtel-Dieu que
de l'Institut Pasteur on s'est rendu à Londres
pour étudier le mode de fabrication des vaccins
de Wright, que depuis quelques semaines, à l'ins-
tar de ceux préparés à Saint Mary's Hopital (2),
on prépare pour l'utilisation pratique.

Que deviendra, pour le traitement des maladies
infectieuses, cette méthode de thérapeutique im-
munisatrice que l'on pourrait appeler la *thérapeutique opsonisante* de Wright? Nous ne sau-

(1) A la suite d'une visite au John's Hopkins hospital de
Baltimore. Nous remercions ici le D\ Rupert Norton qui nous
permit d'en admirer la belle organisation.

(2) Le mode de préparation des vaccins est chose de la plus
haute importance ; leur efficacité varie suivant l'âge de la culture, le degré de chauffage, etc...

rions encore nous prononcer à son égard. En parlant des vaccins gonococciques, M. le P.ʳ Dieulafoy a dit qu'ils lui semblaient avoir eu une *action favorable* dans la guérison des cas de septicémie gonococcique qu'il a traités. Avec lui, ne préjugeons pas trop vite de cette méthode thérapeutique, mais, puisque voici qu'elle fait son apparition en France, étudions-la sans emballement comme sans dédain, avec l'unique souci d'en retirer tout le bénéfice possible pour le soulagement des malades qui se confieront à nos soins.

AVANT-PROPOS

DE LA DEUXIÈME ÉDITION

Voilà à peine trois ans que nous écrivions cette préface et voilà que maintenant la vaccinothérapie a pris une telle place dans l'arsenal de la thérapeutique moderne que la matière, trop étendue pour le cadre de ce petit opuscule de vulgarisation, me forcera à restreindre la description théorique de la méthode pour en élargir la constatation des résultats pratiques.

S'il est vrai que c'est à la géniale découverte d'un Jenner et aux immortels travaux de Pasteur et de toute son école qu'il faut attribuer l'honneur de cette thérapeutique toute moderne, il n'en est pas moins vrai aussi que c'est aux travaux de Wright et de ses élèves appliquant la théorie fécondante des opsonines qu'est dû ce renouveau de la vaccinothérapie, et exposer tout d'abord les principes de la méthode du savant anglais c'est permettre de mieux préciser par la suite les résultats thérapeutiques qui en découlent et les applications pratiques qu'on en a faites et qu'on en peut encore faire. En sorte que malgré tout le désir que j'aurais de montrer les techniques des vaccinations antityphiques, antituberculeuses, antistaphylococciques, gonococciques et autres, transformées par de multiples auteurs dans ce petit ouvrage, réservant encore une assez large place à la méthode de l'opsonisation, je montrerai surtout les résultats thérapeutiques qu'on est en droit d'en espérer aujourd'hui.

Depuis trois ans personnellement j'ai acquis une certaine habitude de manier les vaccins antistaphylococciques et antigonococciques que des premiers en France, à la clinique de l'Hôtel-Dieu, j'avais eu l'occasion d'essayer et les résultats dont je parle à propos des maladies infectieuses que staphylocoques et gonocoques engendrent seront pour la plupart des résultats vécus. J'espère, étant donné le succès rapide de la première édition, convaincre ainsi par cet exposé à la fois théorique et pratique des lecteurs encore hésitants ; et ce sera là ma meilleure récompense.

I. — LA BASE DE LA MÉTHODE

(LE MÉCANISME DE L'IMMUNITÉ).

1. — EXPOSÉ

La base de la méthode thérapeutique de Wright, c'est l'utilisation, dans la lutte contre les maladies infectieuses, *de l'action protectrice des substances* élaborées, pour se défendre contre les microbes, par un organisme dans lequel certains corps (*les vaccins*) ont été introduits avec le dessein de provoquer la formation de ces substances protectrices. C'est, par le fait, une application particulière de la méthode générale de l'immunisation.

L'originalité de la méthode de Wright, c'est qu'avec cet auteur ces substances protectrices, auxquelles il donne le nom d'*opsonines*, ne nous apparaissent plus comme des substances hypothétiques. Grâce à la technique spéciale qu'il a imaginée, on peut se rendre compte que le sang des sujets infectés en est dépourvu, tandis qu'un vaccin approprié en augmente la quantité proportionnellement à la dose et à l'opportunité de l'emploi.

Pour mieux comprendre cette méthode particulière, il est nécessaire que nous exposions quelques notions essentielles sur le *mécanisme de l'immunité* et plus particulièrement sur le rôle de la *phagocytose* dans ce mécanisme. Alors nous pourrons envisager l'influence favorisante de certaines substances dites *opsonines* sur l'acte phagocytaire et la mesure de ce pouvoir phagocytaire par la *méthode opsonique*.

2. — LE MÉCANISME DE L'IMMUNITÉ

Quand on étudie le mécanisme de l'immunité, celui-ci nous apparaît en raccourci comme la somme de multiples processus définitifs tenant, les uns à l'action vitale des cellules (*phagocytose*), les autres à des propriétés physico-chimiques bactéricides des humeurs (*bactériolyse*).

A. Action bactéricide des humeurs. L'acte de la bactériolyse. — L'existence de substances bactéricides des humeurs nous est démontrée par la fameuse expérience du mélange *in vitro* de sérum d'un animal vacciné contre une maladie infectieuse et de bactéries, mélange qui, maintenu à 37° pendant dix à quinze minutes, nous montre ces dernières, après une augmenta tion passagère de volume, devenir granuleuses pour disparaître totalement au bout de quelques heures par une sorte de dissolution, constituant le phénomène de la *bactériolyse*.

1° L'intervention de certaines substances dans le mécanisme de la bactériolyse. — Les recherches de Bordet nous ont montré que ces substances bactéricides sont constituées par des éléments indépendants qui n'agissent que lorsqu'ils sont réunis :

L'un n'existant que dans le sérum des individus immunisés, n'agissant que sur le microbe par lequel a eu lieu l'immunisation, par conséquent *spécifique*, résistant à la chaleur (*thermo stabile*), inactif par lui-même, mais capable, en *se fixant* sur les microbes, d'où son nom de *fixateur*, en les *sensibilisant*, d'où le nom de *sensibilisatrice*, qu'on lui donne encore, de servir de chaînon intermédiaire (*ambocepteur*) pour attirer.

L'autre élément, qui, lui, existe à la fois dans le sérum normal et le sérum d'individus immunisés, par conséquent *non spécifique*, est destructible, par la chaleur (*thermolabile*), inactif aussi par lui-même, et ne devient capable que combiné au précédent de dissoudre électivement les seuls corps qui ont antérieurement fixé la sensabilisatrice. On lui donne pour ces raisons le nom d'*alexine*, de *complément* ou de *cytase*.

Ainsi nous apparaissent dans les humeurs des substances qui, s'interposant entre les substances destructives des bactéries et les bactéries elles-mêmes, opèrent une véritable combinaison entre les uns et les autres pour achever l'acte de bactériolyse.

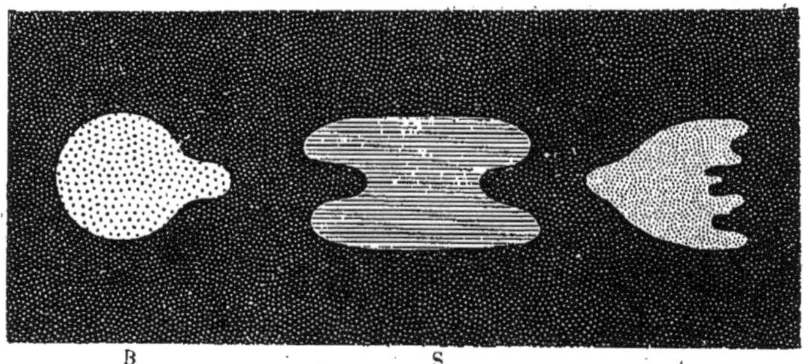

Fig. 1.

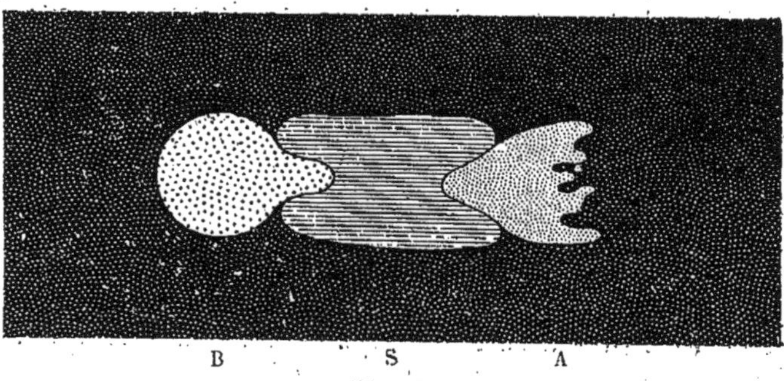

Fig. 2.

Fig. 1 et 2.— Figures d'après Ehrlich montrant la *sensibilisatrice* (S) (fixateur, ambocepteur ou anticorps) fixée sur les globules rouges ou les *bactéries* (B) (antigènes) qu'elle a sensibilisées, et attirant l'*alexine* (A) (cytase ou complément), substances destructrices pour l'acte de la bactériolyse ou de l'hémolyse.

2° La mise en évidence dans la pratique des substances bactéricides par la méthode de

Rᴇɴᴇ́ Gᴀᴜʟᴛɪᴇʀ. — Les opsonines.   2

Bordet-Gengou ou méthode de déviation du complément. — Le phénomène de destruction des bactéries *(bactériolyse)* est en tout comparable au phénomène d'*hémolyse*, c'est-à-dire à la destruction des hématies avec diffusion de l'hémoglobine du protoplasma cellulaire, que l'on constate par la mise en présence de globules rouges d'un animal d'une espèce déterminée avec le sérum d'un animal d'une autre espèce ayant reçu au préalable des injections intrapéritonéales de globules rouges de l'animal de la première espèce.

La substance produite dans le sérum sanguin des animaux injectés, dans le premier cas avec des microbes, avec des hématies dans le second, c'est le *fixateur*, la *sensibilisatrice*, l'*ambocepteur* ou encore l'*anticorps*, qui, se *fixant* sur les bactéries ou sur les hématies qu'elle *sensibilise*, attire *l'alexine*, *la cytase*, *le complément*, qui, uni à lui, va produire l'hémolyse ou la bactériolyse. Donnant le nom d'*anticorps* à cette substance, par analogie, on désigne sous le nom d'*antigène* toutes les substances, microbes ou hématies, dans les cas précédemment cités, capables, par leur pénétration dans l'organisme, de provoquer l'apparition d'*anticorps*.

La réaction de Bordet-Gengou, ou méthode de déviation du complément, s'appuie sur ces données pour mettre en évidence ces réactions humorales de l'organisme dans le mécanisme de l'immunité.

En effet, l'*alexine* ou *complément* étant une substance non spécifique qui agit aussi bien dans l'acte de la bactériolyse que dans l'acte de l'hémolyse, on peut dépouiller un sérum neuf de son *alexine* ou *complément*, soit au moyen de globules rouges sensibilisés, soit au moyen de bactéries sensibilisées, car ceux-ci, par leurs anticorps, *attirent l'alexine*, qui, par synonymie, *devient le complément* du sérum en question.

Mais laissons de côté ces substances bactéricides, qui ne nous intéressent point directement ici, et étudions maintenant un autre facteur de l'immunité résidant dans l'action vitale des cellules, la *phagocytose*.

B. **Action vitale des cellules. L'acte de la phagocytose.** — Depuis les travaux de Metchnikoff, l'acte de la *phagocytose*, c'est-à-dire le processus d'englobement et de digestion des corps étrangers par les leucocytes, facteur important dans le mécanisme de l'immunité, est un acte qui nous est bien connu. Il est facile de le mettre en évidence expérimentalement dans les maladies infectieuses, en suivant sous le microscope l'absorption par les leucocytes polynucléaires des corpuscules de petites dimensions tels que les microbes, d'où leur nom de *microphages*, par opposition avec les leucocytes mononucléaires, qui, absorbant les corps plus volumineux, portent le nom de *macrophages*.

En observant, comme le fait Bordet, en goutte pendante à une température de 37°, un mélange de bactéries et d'exsudat péritonéal riche en leucocytes, on peut voir, si celles-ci ne sont point trop virulentes, au bout d'un certain temps, l'englobement d'un grand nombre d'entre elles et leur transformation en granules, qui indiquent leur destruction intracellu-

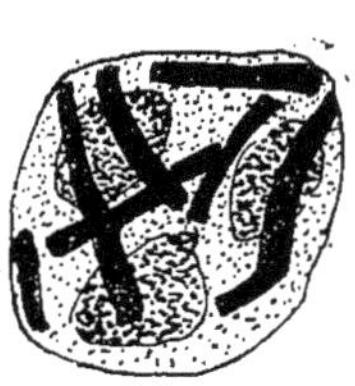

Fig. 3. — Phagocytose de la bactéridie charbonneuse. Polynucléaire ayant englobé de nombreuses bactéridies (d'après WE-RIGO).

laire, comparable à un phénomène de digestion.

1° **Influence favorisante de certaines substances humorales dites opsonines dans l'acte phagocytaire.** — Cet acte phagocytaire est donc un acte biologique que l'on peut suivre aisément *in vitro* ; mais il n'est qu'un aboutissant, qu'un *symptôme objectif* d'un acte plus complexe, qui exige d'autres facteurs pour être mis en branle. C'est ainsi qu'il apparaît bien nettement que le leucocyte à lui seul est incapable de l'acte phagocytaire tout entier; que particulièrement, sans l'intervention du sérum, l'intussusception bactérienne est faible et peu marquée. Existe-t il donc dans le sérum des *substances capables d'augmenter* le pouvoir intussuscepteur du leucocyte, *stimulines* de Metchnikoff, ou bien existe-t-il dans le sérum des *substances capables de préparer* les microbes à être digérés plus aisément par les leucocytes, *opsonines* (de ὀψονεῖν, préparer) de Wright? Voilà un point d'importance doctrinale considérable, mais surtout d'application pratique intéressante.

Question de doctrine en effet, puisque, suivant qu'on les accepte ou qu'on les repousse, la théorie phagocytaire, magistralement défendue par Metchnikoff et ses élèves, et la théorie humorale défendue par Büchner y trouvent un appui ou une contradiction. Mais laissons la question de doctrine de côté, et voyons-en l'application pratique.

2° **La mise en évidence de ces substances par la mesure du pouvoir phagocytaire des leucocytes sous l'influence d'un sérum donné, ou méthode opsonique.** — L'application pratique est que, s'il existe dans le sérum des substances capables de préparer les microbes à être digérés par les leucocytes, en d'autres termes des substances favorisant l'acte phagocytaire, en mettant

en présence à la fois du sérum, des leucocytes et
des bactéries, on peut, sous le microscope, comme

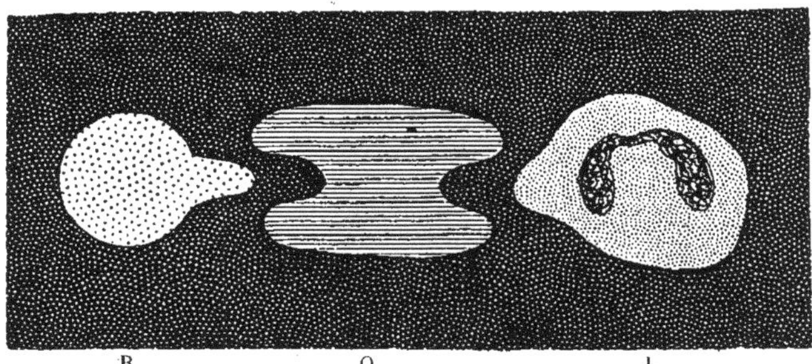

Fig. 4.

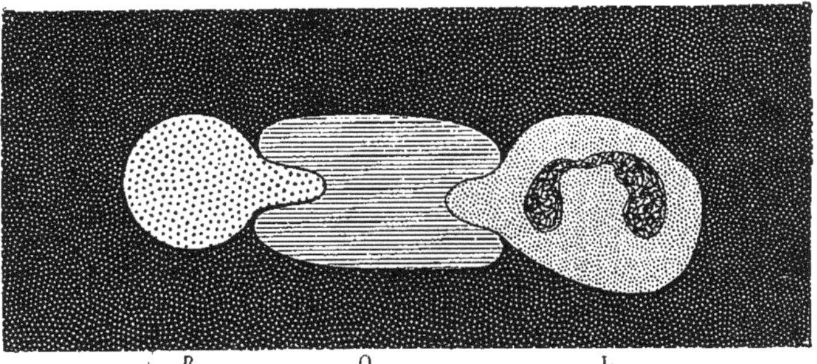

Fig. 5.

Fig. 4 et 5. — Figures analogues aux figures 1 et 2 montrant
l'*opsonine* O préparant les *bactéries* B à être phagocytées
par le *leucocyte* L et schématisant l'analogie entre l'acte de
phagocytose et l'acte de bactériolyse.

dans l'expérience de Bordet, signalée plus haut,
constater l'absorption des microbes par les leuco-

cytes, *mesurer ainsi la force d'englobement* de ces derniers et estimer du même coup l'énergie humorale qui provoque le phénomène.

Et en effet Wright et Douglas ont montré que le sérum d'individus convalescents de maladies infectieuses ou immunisés contre des infections diverses par des vaccins appropriés jouissent de la propriété de faciliter *in vitro* la phagocytose des espèces microbiennes spéciales à ces infections ou à ces vaccinations. Tel est le principe de la méthode, qui s'appuie donc sur le fait biologique suivant : *L'acte phagocytaire, facteur important dans le mécanisme de l'immunité, a besoin d'être stimulé par une préparation (opsonisation) des microbes à leur intussusception par les leuco- cytes, et cela par l'intermédiaire d'une propriété spéciale du sérum que hypothétiquement on a attribuée à une substance dénommée, en raison de ses fonctions, l'opsonine.*

Les opsonines sont donc des substances ana- logues aux alexines qui, s'interposant entre les phagocytes et les bactéries, favorisent l'englobe- ment de celles-ci par ceux-là, substances *bacté- riotropiques*, suivant l'expression des auteurs anglais.

II. — LES OPSONINES ET LEUR MESURE PAR L'INDICE OPSONIQUE

1. — DÉFINITION DES OPSONINES

« Les opsonines (du grec ὀψνεω, je prépare, j'apprête) sont donc des substances solubles contenues dans les sérums normaux et les immuni-sérums, intermédiaires aux phagocytes et aux microbes, et qui interviennent dans l'acte de la phagocytose pour l'exagérer et le rendre plus efficace. »

2. — LEUR NATURE, LEUR ORIGINE, LEUR SPÉCIFICITÉ

La nature intime de ces substances, leur origine sont, à l'heure actuelle, fortement discutées. Nous n'entrerons point ici dans le détail de ces discussions. Nous dirons, en résumé, que ces substances ressemblent par beaucoup de côtés aux substances antagonistes des bactéries, constituant le groupe, que nous avons étudié plus haut, des anticorps bactériolytiques.

Sont-elles détruites par la chaleur ou résistent-elles à une température de 60°. C'est là une grave question de doctrine ; car, tranchée dans un sens ou dans l'autre, elle permet leur identification plus complète avec telle ou telle substance bactéricide des humeurs déjà connue.

Il semble que, dans les sérums normaux, elle puisse être détruite par la chaleur et que, analogue en cela à l'alexine, elle soit une substance banale, sans utilité pratique ; tandis que, dans les sérums immunisés, elle apparaît relativement résistante à la chaleur, par conséquent *thermostabile*, très active et par-dessus tout *spécifique*, ce qui est d'un grand intérêt au point de vue de son utilisation diagnostique, puisque, si on connaît, par son pouvoir phagocytaire, à l'aide d'une série d'expériences antérieures, la qualité d'une opsonine déterminée dans les humeurs par l'introduction de tel ou tel microbe, on peut, par la constatation de ce pouvoir phagocytaire, en considérer sa nature.

C'est donc, sans nous préoccuper de savoir si les opsonines proviennent des leucocytes ou des organes hématopoïétiques, ce pouvoir opsonisant qu'il nous faut apprendre à étudier par la méthode de Wright, c'est-à-dire la mesure de la force d'englobement des microbes par les leucocytes mis en présence d'un sérum donné.

3. — L'INDICE OPSONIQUE

On détermine le *pouvoir phagocytaire* d'un sérum, en numérant la moyenne des bacilles englobés par un certain nombre de leucocytes déterminés activés par ce sérum ; le *rapport* entre le pouvoir phagocytaire d'un sérum suspect et celui d'un sérum d'un individu sain constitue *l'indice opsonique*.

$$\frac{\text{Pouvoir phagocytaire de sérum suspect}}{\text{Pouvoir phagocytaire de sérum normal}} = \text{indice opsonique}.$$

4. — TECHNIQUE DE LA MESURE DE L'INDICE OPSONIQUE

A. Opérations préliminaires. — Pour mesurer l'indice opsonique, il est nécessaire au préalable de préparer les objets suivants :

1° Sérum suspect ;

2° Sérum normal ;

3° Émulsion de microbes ;

4° Leucocytes.

Les figures (1) qui illustrent notre description en faciliteront la compréhension.

1° **Préparation du sérum suspect.** — Pour prélever du sérum du malade, on prend un peu de

____

(1) Ces figures sont inspirées de l'ouvrage américain de GREENE, *Medical diagnosis*, Philadelphie, 1907.

sang par piqûre du doigt ; on laisse coaguler dans un petit tube à essai et on centrifuge, ce qui permet ensuite de recueillir facilement le sérum au moyen d'une pipette effilée. Wright, pour faciliter la prise du sang, emploie de petits tubes spéciaux à extrémité capillaire recourbée, au préalable chauffés à la lampe et scellés, dans lesquels le sang se trouve attiré plus facilement par le phénomène de l'air raréfié.

2° Préparation du sérum normal. — On prélève dans les mêmes conditions le sérum normal.

Tous les échantillons de sérum à examiner doivent être prélevés à la même heure et utilisés aussitôt que recueillis, le pouvoir opsonique d'un sérum variant avec l'état de jeûne ou de digestion du sujet et s'abaissant assez rapidement au bout de deux à trois heures.

3° Préparation de l'émulsion microbienne. — Pour préparer l'émulsion microbienne, on se sert de cultures jeunes, cultures fraîches de vingt-quatre heures, afin d'éviter la phagocytose spontanée (1).

On prélève avec un fil de platine une parcelle de culture, et on la délaie dans 2 centimètres cubes d'eau salée à 0,85 p. 100 stérilisée, en ayant soin de rendre l'émulsion aussi homogène que possible. Cette émulsion doit être telle qu'il

____

(1) Cette phagocytose spontanée n'est pas admise par tous et particulièrement par Wright.

n'existe pas de grumeaux ou d'amas appréciables au microscope, et qu'examinée par transparence elle soit d'un aspect légèrement louche. Une sus-

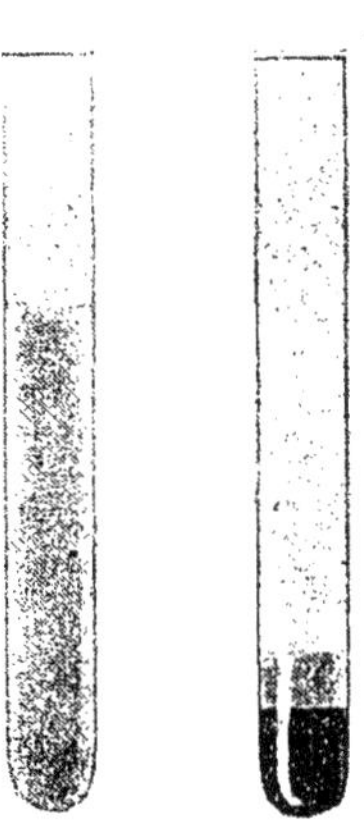

Fig. 6. — Tubes renfermant l'émulsion microbienne et le sérum à examiner.

pension trop accentuée donne lieu à une phagocytose exagérée, c'est-à-dire à un englobement microbien trop considérable, ce qui rend difficile la numération des microbes phagocytés.

4° **Préparation des leucocytes.** — La préparation des leucocytes est, à notre avis, la partie la plus délicate. On recueille par piqûre du doigt XXX à XL gouttes de sang dans un tube à centrifuger contenant 10 centimètres cubes environ d'une solution de citrate de soude, qui empêche la coagulation (fig. 7).

Pour ce faire, on serre la racine du pouce à l'aide d'une bande de caoutchouc, et, après désinfection, on pratique sur la face dorsale (près de l'ongle) une série de piqûres, de préférence avec une pointe en verre effilée à la flamme. Il faut

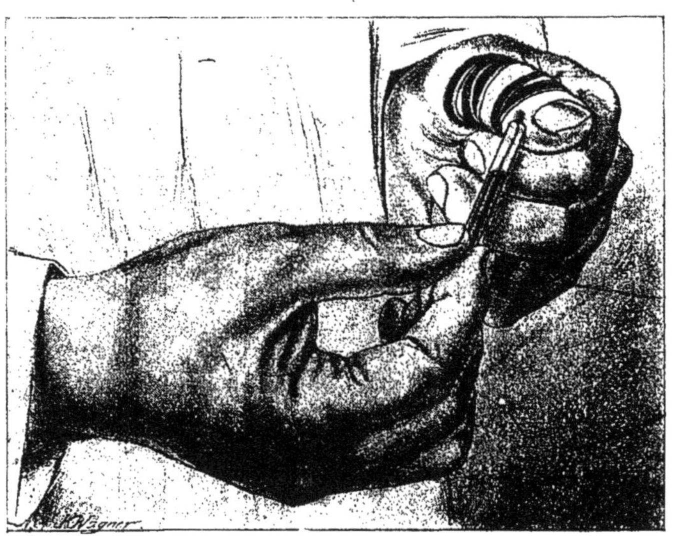

Fig. 7. — Prise de sang pour la préparation des leucocytes.

recueillir ainsi une certaine quantité de sang (XXX à XL gouttes), de façon à avoir une certaine couche de globules blancs. Le titre de la solution de citrate de soude est le suivant :

Eau................................... 1000
NaCl.................................. 9
Citrate de soude...................... 15

On agite le petit tube doucement, de façon à mélanger, et on centrifuge un quart d'heure environ.

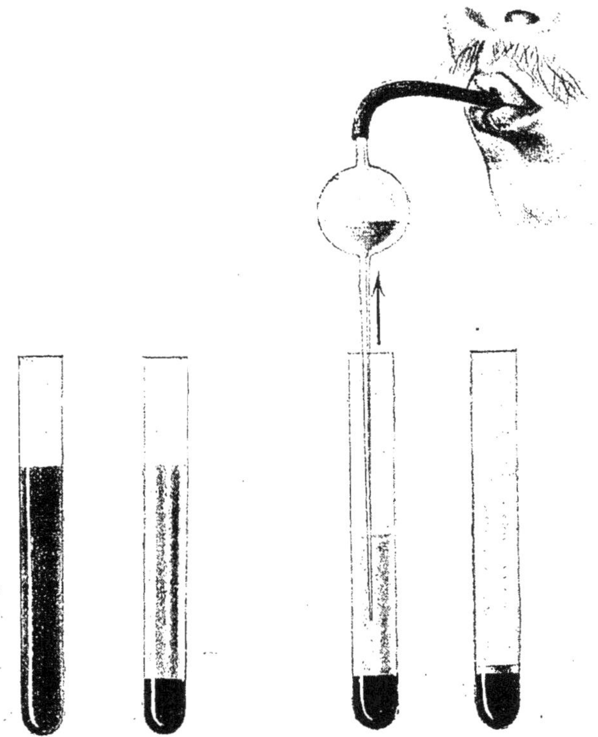

Fig. 8. — Sang recueilli avant et après centrifugation.   Fig. 9. — Procédé pour retirer le liquide surnageant.

Après centrifugation, on retire le liquide surnageant à l'aide d'une pipette effilée, munie d'un tube de caoutchouc, en prenant soin de ne pas toucher au culot, et on le remplace par un mince volume d'eau salée physiologique. On agite à nou-

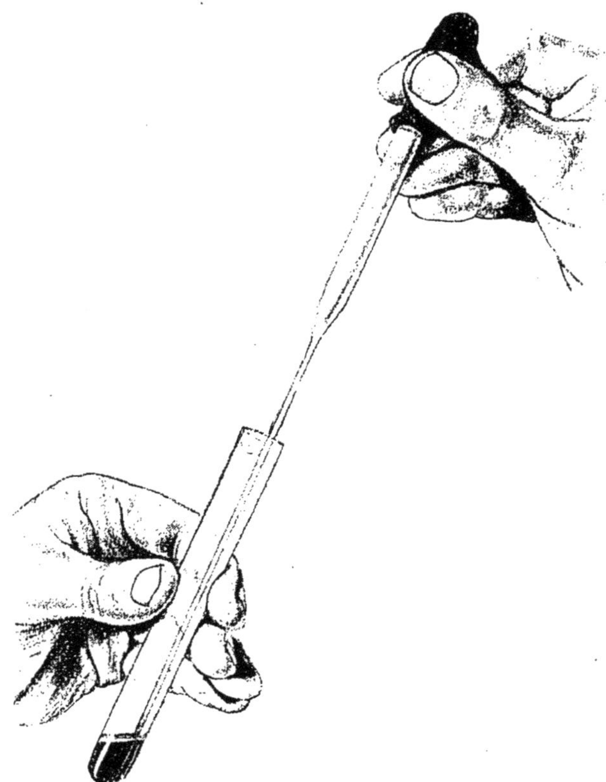

Fig. 10. — Procédé pour aspirer les leucocytes.

veau le mélange, on centrifuge, on prélève le liquide surnageant, qu'on remplace une seconde fois par l'eau physiologique et, après une nouvelle centrifugation, on recueille pour la dernière fois l'eau salée, en ayant soin de ne pas secouer le culot, et on dépose le tube légèrement incliné pour s'en servir au bout d'une demi-heure environ. Les leucocytes mélangés à quelques hématies forment une couche blanchâtre à la surface du culot sanguin; ils peuvent être utilisés ainsi, sans subir de modification, pendant plusieurs heures.

B. Expérience d'opsonisation. — Pour réaliser l'expérience elle-même, on se sert de tubes capillaires préparés par l'étirement à la flamme de tubes de verre de 4 à 5 millimètres de diamètre. On applique à l'une des extrémités du tube une petite tétine en caoutchouc assez ferme, qui facilite l'aspiration. Ayant au préalable marqué d'un trait sur l'extrémité effilée une distance d'environ 2 centimètres, et ayant disposé com-

Fig. 11. — Figure montrant les trois liquides aspirés dans la pipette et séparés par une petite bulle d'air.

modément devant soi le sérum à examiner, les leucocytes et l'émulsion microbienne, après avoir vidé la tétine par pression, on aspire : 1° une première colonne de leucocytes dont la hauteur

s'arrête au trait marqué, et on laisse pénétrer une
petite bulle d'air; 2° on aspire immédiatement

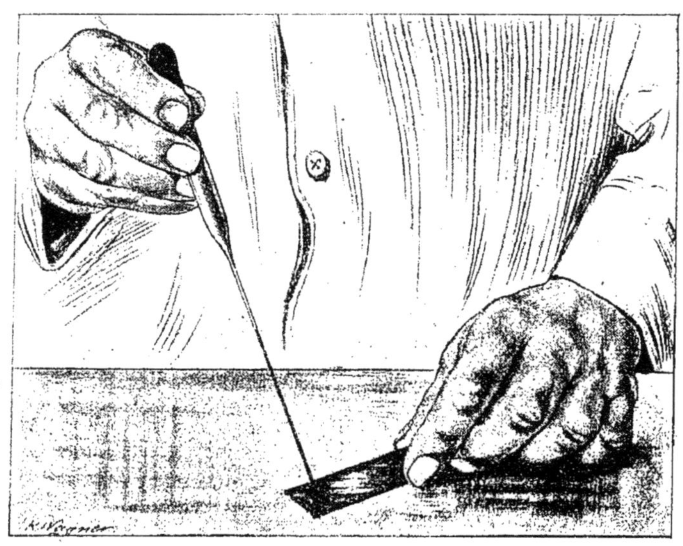

Fig. 12. — Opération du mélange des trois colonnes.

après une seconde colonne de sérum toujours
jusqu'au trait marqué, et on laisse de nouveau

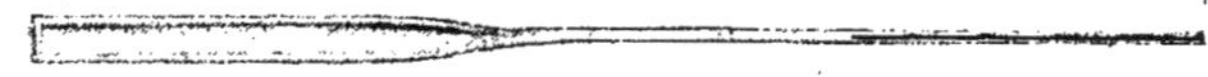

Fig. 13 — Les trois colonnes sont mélangées, et la pipette
est prête à être mise à l'étuve.

pénétrer une bulle d'air; 3° on finit l'opération en
aspirant une troisième colonne identique de
l'émulsion microbienne. A l'aide de pressions suc-

cessives sur la tétine, on repousse à plusieurs
reprises sur une lame de verre les trois colonnes,

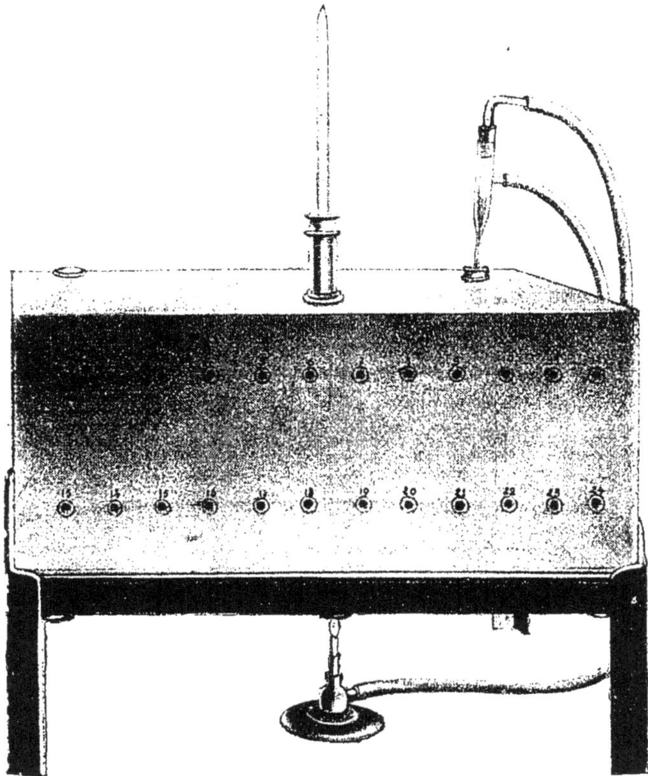

Fig. 14. — Étuve spéciale pour les pipettes.

de façon à en opérer le mélange, qu'on réaspire
dans la pipette, en prenant bien soin d'éviter l'introduction dans la pipette de bulles d'air, qui

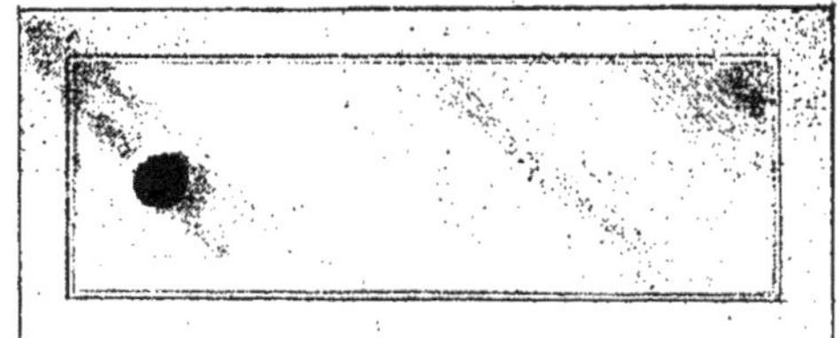

Fig. 15.

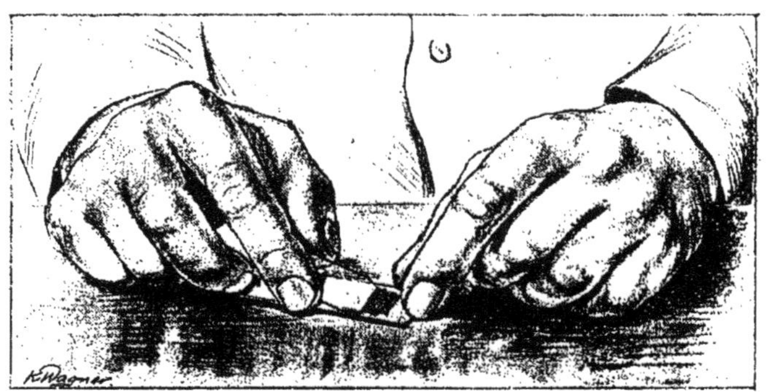

Fig. 16.

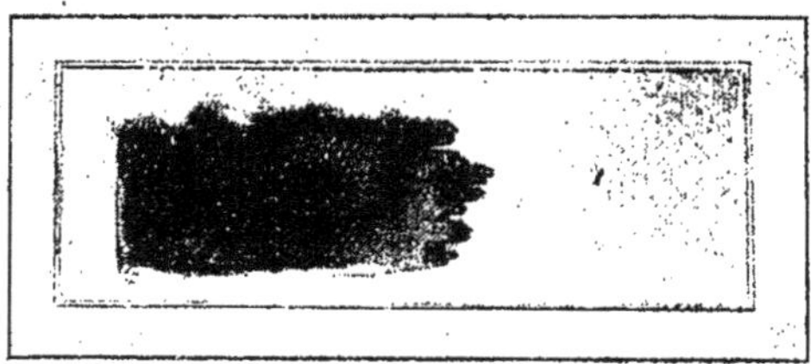

Fig. 17.

Fig. 15, 16 et 17. — Ces figures montrent l'étalement sur lame
de la gouttelette provenant du mélange précédent ; c'est au
niveau des dents de la figure 17 qu'il y aura le maximum
de leucocytes, et c'est sur ce point que portera particulièrement l'examen.

fragmenteraient l'unique colonne résultant du
mélange. On ferme alors la pipette à la lampe, et

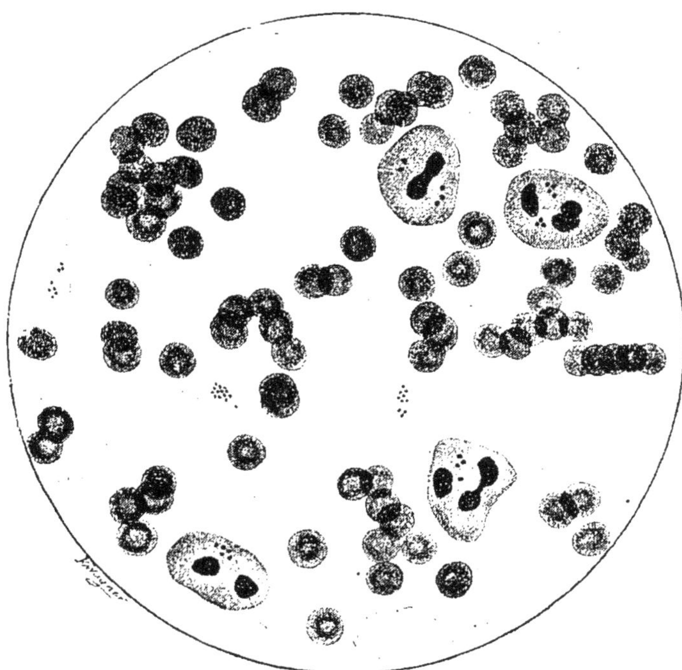

Fig. 18. — Résultat de l'opsonisation.

on la dépose dans une étuve réglée à 37° pendant
quinze minutes.

Au bout de ce temps, on retire la pipette, on
casse l'extrémité de la pointe, on mélange de nouveau le contenu du tube par des pressions de
tétine successives, et l'on dépose, sur plusieurs

lames de verre légèrement dépoli par ébullition dans la potasse ou par friction au papier émeri, le mélange que l'on étale ensuite à l'aide d'une lamelle.

On sèche rapidement, on fixe à la chaleur ou à l'alcool-éther, et l'on colore par la thionine phéniquée de Borrel, le violet de gentiane ou, s'il s'agit de bacilles tuberculeux, par le Ziehl et le bleu de Kühne.

Numération des microbes phagocytés. — A l'aide d'un microscope muni d'une immersion sur les lames ainsi colorées, en recherchant surtout dans les points en bordure de la préparation, là où l'étalement finissant elle offre un aspect dendritique et où les leucocytes sont plus abondants, on compte dans 50 d'entre eux le nombre de microbes phagocytés. Pour exécuter méthodiquement cette numération, on commence par le bas de la lame, en remontant ensuite peu à peu, et comptant sans exception tout ce que l'on rencontre.

Calcul de l'indice opsonique. — Les tableaux de la figure 19 permettent de suivre l'opération et de montrer les calculs consécutifs qui s'ensuivent. En effet, la quantité des microbes phagocytés variant suivant la concentration de l'émulsion employée et comme, d'autre part, il est impossible d'avoir des suspensions de microbes de concentration toujours égale, on conçoit que ces chiffres n'ont rien d'absolu. Il n'ont de valeur que comparés au pouvoir opsonique d'un sérum normal, apprécié à l'aide de la même émulsion microbienne. C'est là l'indice opsonique

Suspect

2	1	0	2	0	3	3	6	7	2	26
5	4	4	2	2	0	0	8	2	2	29
3	0	6	8	2	5	3	8	3	0	38
5	1	1	2	0	0	1	2	4	2	18
4	0	1	5	6	0	5	0	2	1	24

135 × 2 = 2.70

Sain

4	3	0	1	0	1	7	4	1	4	25
0	0	4	4	7	2	1	0	2	1	21
2	1	0	2	8	4	1	0	1	4	23
4	3	1	0	0	1	7	4	1	4	25
0	0	4	4	7	2	1	0	2	1	21

115 × 2 = 2 30

$$\frac{2.7}{2.3} = 1\,17$$

Fig. 19. — Tableaux indiquant la façon de faire le calcul de l'indice opsonique.

qu'on détermine, comme nous l'avons dit plus haut, en calculant le rapport entre le pouvoir opsonique d'un sérum suspect et le pouvoir opsonique d'un sérum normal.

Si on a compté, par exemple, d'une part, 135 microbes englobés par 50 polynucléaires mis en présence d'un sérum suspect, on dit que le pou-

voir opsonique de ce sérum est de $\dfrac{135}{50} = 2,70$;
et si, d'autre part, on a compté 115 microbes de la même émulsion englobés par 50 polynucléaires de la même préparation mis en présence d'un sérum normal, on dit que le pouvoir opsonique est de $\dfrac{115}{50} = 2,30$, et l'indice opsonique représenté par le rapport du pouvoir opsonique du sérum à étudier en fonction du pouvoir opsonique du sérum normal sera dans le cas présent :

$$\frac{\text{Pouvoir opsonique du sérum suspect, } 2,70}{\text{Pouvoir opsonique du sérum normal, } 2,30} = 1,17.$$

5 — CRITIQUE DE LA MÉTHODE

Ce n'est pas le lieu, dans cet ouvrage, de discuter les critiques pouvant s'adresser à cette méthode. Pour ce point particulier, nous renvoyons au beau travail de Milhit. Pour notre part, il nous a semblé qu'avec un peu de pratique cette méthode, en résumé, n'était pas plus difficile à exécuter qu'une numération de globules blancs, par exemple, dans un examen de sang. La seule partie qui nous ait semblé délicate, c'est la préparation des leucocytes ; mais, en ayant soin de prélever une certaine quantité de sang de

façon à avoir dans un tube de 10 centimètres
cubes un culot de 1 centimètre cube après centrifugation, on obtient une couche de 1 à 2 millimètres de globules blancs suffisante pour l'examen. Parfois ceux-ci, cependant, présentent,
sans qu'on puisse en expliquer la raison (1), un
état vacuolaire qui nécessite une nouvelle opération : car il fausserait le résultat.

Mais toutes ces petites difficultés sont inhé-
rentes à toutes les méthodes de laboratoire,
et avec un peu de pratique on arrive vite à les
vaincre, et l'importance de cette méthode dans
ses applications pratiques à la thérapeutique
mérite largement le léger apprentissage de laboratoire qu'elle nécessite pour la bien connaître.

(1) Je dis « sans qu'on puisse en expliquer la raison » parce
qu'un jour au laboratoire de l'Hôtel-Dieu, faisant un indice
opsonique avec les mêmes leucocytes, le même sérum, la
même émulsion microbienne, avec mon collègue le Dr Le
Play, l'un de nous eut des lames avec leucocytes vacuolaires
et l'autre avec leucocytes normaux. On ne pouvait incriminer,
dans ce cas, ni la fragilité des leucocytes ni la fragilité du
sérum ; il s'agissait d'une faute de technique, peut-être défaut
de fixation, qui peut se renouveler, puisqu'elle est signalée par
tous les auteurs s'étant occupés de la question.

III. — LES VACCINS ET LE MÉCANISME DE LA VACCINATION

1. — EXPOSÉ

« On a depuis longtemps essayé de vacciner l'homme contre divers processus infectieux ou de traiter certaines maladies parasitaires par des cultures microbiennes tuées par la chaleur. Malheureusement, si la vaccination a fourni des résultats assez satisfaisants (typhus et choléra par exemple), les méthodes de traitement sont certes, pour la plupart du temps, inefficaces. D'après Wright, cet insuccès doit être attribué non pas à l'inactivité des vaccins employés, mais à une connaissance imparfaite des circonstances qui favorisent l'effet thérapeutique de ces vaccins. Faute de moyens d'investigation suffisamment précis, on n'a pas su déterminer le moment où il fallait introduire la matière vaccinale ni la dose et la meilleure préparation de cette matière. Or l'étude du pouvoir opsonique du sérum entreprise au cours du traitement des maladies infectieuses, d'après la méthode de Wright, fournit des indications précieuses à ce sujet et semble assurer le succès de cette méthode, au moins dans un certain nombre de cas » (Levaditi). Voyons donc ce que sont les vaccins de Wright, comment on les prépare et on les dose, par quel mécanisme ils agissent, et l'importance de leur dose et de l'opportunité de leur emploi d'après les résultats thérapeutiques obtenus.

2. — DÉFINITION DES VACCINS

Les vaccins sont, pour Wright, par définition, des substances qui, introduites dans l'organisme, provoquent la formation des substances protectrices, qu'il a dénommées des opsonines.

Puisque leur présence force l'organisme à produire la réaction défensive, on peut les appeler des agents *d'immunisation active*, par opposition aux *sérums*, qui fournissant eux-mêmes tout préparés des anticorps immunisants, provoquent une immunité dite avec raison *passive*.

3. — FABRICATION DES VACCINS

Les vaccins sont des microbes tués par la chaleur à 60°, au passage à l'étuve pendant une demi-heure, microbes provenant autant que possible du sujet à vacciner. Wright emploie de préférence des cultures de vingt-quatre heures sur gélose qu'il émulsionne dans de l'eau salée isotonique, additionnée de lysol dans la proportion de 0,5 pour 100 environ; cette dernière adjonction étant destinée à assurer la conservation du vaccin.

C'est du moins là la manière de Wright de préparer ses vaccins.

En somme la matière vaccinale est constituée essentiellement par les toxines intracellulaires des bactéries, le protoplasma bactérien ayant été rendu inactif par la chaleur. Aussi a-t-on pu apporter, sans en changer les résultats thérapeutiques, un certain nombre de modifications à ce mode de préparation des vaccins bactériens. C'est ainsi qu'en ce qui concerne les vaccins staphylococciques Mauté emploie indifféremment des vaccins chauffés et conservés sans addition d'antiseptique, ou des vaccins chauffés et stérilisés chimiquement. C'est ainsi que Renaud a pu proposer l'emploi de vaccins irradiés; c'est ainsi que Russel stérilise par chauffage et remplace le lysol par le tricrésol; que Vincent pour le vaccin antityphique, outre qu'il utilise diverses races de bacilles d'Eberth et des paratyphiques A et B, n'emploie que des cultures faites sur agar et laissées à l'étuve à 37° pendant dix-huit à vingt-quatre heures, émulsionnées à l'eau physiologique et additionnées d'éther à la dose de 400 centimètres cubes pour un litre de vaccin pendant quarante-huit heures à la température de la chambre. Ce même auteur, partant de ce principe que le corps bacillaire est inutile dans le vaccin, s'en débarrasse par autolysation. Mais nous ne pouvons insister ici davantage sur ces divers modes de préparation. Revenons aux vaccins de Wright et voyons comment on les dose.

4. — DOSAGE DES VACCINS

Avant d'utiliser ces vaccins ainsi préparés, il est nécessaire de connaître la richesse de cette émulsion en éléments microbiens. Pour ce faire, on mélange un volume déterminé de sang avec un volume déterminé de l'émulsion microbienne, et, après étalement sur lames et coloration, on compte les hématies et les microbes contenus dans plusieurs champs microscopiques. Connaissant la teneur du sang en globules rouges par centimètre cube, on calculera par un rapport simple le volume des hématies contenues dans un volume déterminé d'émulsion microbienne, évaluation bien entendu purement approximative. Le nombre de globules rouges contenus est au nombre de bactéries comme le nombre de cellules rouges par centimètre cube dans le sang normal est au nombre de bactéries dans l'émulsion. Il est alors

facile de faire une émulsion convenable dans des
ampoules stérilisées contenant un peu plus de
1 centimètre cube et qui peuvent servir pour l'usage
général. Dans la pratique, les doses fréquemment

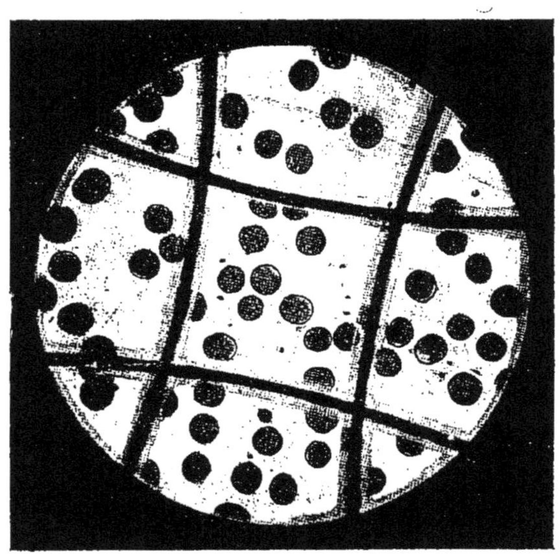

Fig. 20. — Principe du dosage des vaccins.

employées sont les suivantes : staphylocoques
de 100 000 000 à 200 000 000 et 500 000 000 ;
pneumocoques, streptocoques et gonocoques,
5 000 000 et 10 000 000. Mais ces considérations
auxquelles nous venons de nous livrer, concernant
le mode de fabrication des vaccins, n'ont d'intérêt
que pour les médecins aptes par leurs capacités bac-

tériologiques à les préparer eux-mêmes avec les microbes provenant des malades qu'ils veulent traiter par cette méthode, mais n'ont qu'un inté-

16	12
14	8
9	5
17	15
16	10
20	9
11	10
19	13
15	9
6	5
17	14
8	6
18	11
18	17
22	10
18	8
14	16
14	10
18	16
18	20
308	224

$$308 : 224 :: 5000 :$$
$$x = 3636$$
$$\frac{3636}{400} = 9$$

Fig. 21. — Manière de calculer le titre de l'émulsion microbienne.

rèt théorique pour les autres, qui se contentent d'utiliser des vaccins au préalable préparés et titrés par les laboratoires spéciaux, outillés dans ce but, *stock vaccins*.

Les avantages et indications respectifs des *stock vaccins*, c'est-à-dire des vaccins des émulsions microbiennes, préparés en stock, en bloc, au moyen de cultures types de microbes spécifiques, et des *vaccins autogènes*, préparés avec des microbes isolés des propres lésions du malade ont été discutés et diversement interprétés.

Cette question des stock vaccins et des vaccins autogènes se rattache à la question beaucoup plus générale et particulièrement délicate de la classification des groupes, des genres, des espèces, des variétés ; l'immunité dite spécifique n'est par toujours, en fait, étroitement liée à une espèce ou à un genre, et l'injection d'une variété particulière de streptocoques ou de staphylocoques immunisera le patient non seulement contre cette variété, mais plus ou moins contre le groupe entier des streptocoques et des staphylocoques. C'est précisément cette extension de l'immunité aux espèces et variétés voisines de celle employée qui légitime l'emploi et explique le succès des stock vaccins.

Si donc théoriquement un vaccin autogène doit être supérieur, pratiquement les stock vaccins donnent par les raisons ci-dessus exposées des résultats thérapeutiques excellents.

De par mon expérience personnelle, je ne pense pas qu'on puisse dire avec **Mauté** que les vaccins autogènes sont incontestablement supérieurs; et si volontiers avec lui je reconnais que pour pratiquer avec science la vaccinothérapie, il faut être suffi-

samment bactériologiste pour faire d'abord un diagnostic bactériologique correct et ensuite préparer à l'aide du microbe du malade lui-même un
vaccin autogène, pour pratiquer avec art ce mode
de thérapeutique, il suffit d'être un praticien ins-
truit, sachant au besoin recourir à l'aide des laboratoires spécialement installés pour l'aider dans un
diagnostic bactériologique et dans la préparation
du vaccin lui-même.

5. — MÉCANISME HYPOTHÉTIQUE D'APRÈS LEQUEL LES VACCINS DÉVELOPPENT LES OPSONINES

Maintenant que nous connaissons les opsonines
et les vaccins, voyons comment ceux-ci agissent
sur celles-là pour en déterminer l'apparition dans
le sérum des individus à traiter. D'après Wright,
la substance bactérienne introduite dans l'organisme par les vaccins entrerait en combinaison
avec les éléments protecteurs constants dans cet
organisme et soustrairait par là même, à ce dernier, une certaine quantité de ces substances protectrices ; mais, par un effet secondairement
heureux, cette soustraction aurait pour consé-
quence d'entraîner une stimulation cellulaire et
une formation nouvelle et surabondante des substances protectrices.

Cette hypothèse, car ce n'est là qu'une hypothèse, rendrait compte de la filiation des événements que traduit la courbe opsonique.

En effet, immédiatement après l'injection de vaccin, survient une première période pendant laquelle l'indice opsonique diminue, correspondant à une phase où les substances protectrices

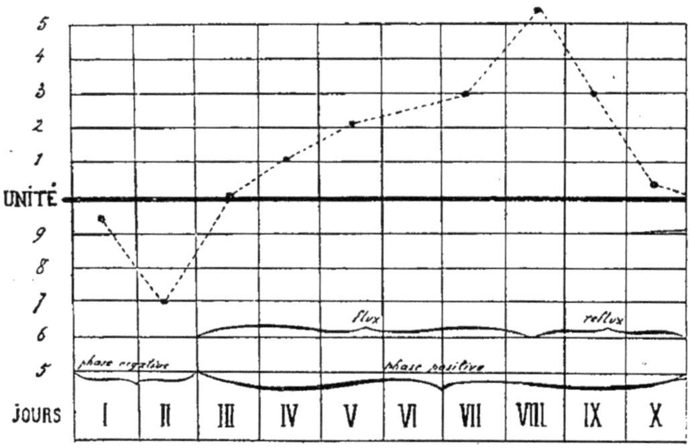

Fig. 22. — Schéma de l'opsonisation normale.

diminuent; cette période constitue pour Wright la phase négative. Puis, tout de suite après, l'indice opsonique augmente, parallèlement au développement des substances protectrices; il y a là un *flux* passager suivi d'un double léger *reflux* qui représentent la *phase positive de Wright*, le flux et le reflux constituant, suivant la phrase imagée de l'auteur, *la marée montante de l'im-*

munité, c'est-à-dire au total un accroissement d'opsonines, un accroissement de substances protectrices.

6.— IMPORTANCE DE LA DOSE DE VACCIN
DANS LE DÉVELOPPEMENT DES OPSONINES

Les doses de vaccin peuvent faire varier le schéma ci-dessus exposé.

a. Une dose trop *faible* provoque une phase négative courte et une phase positive sans importance ; il n'y a même pas de phase négative, et l'élévation de l'indice est pour ainsi dire immédiate ; mais faible et de courte durée, elle est bientôt suivie de chute.

b. Une dose trop *forte* provoque une phase négative accentuée et prolongée, et la phase positive peut manquer totalement.

Par les diagrammes ci-après on voit que la question de dose est primordiale ; il est évident que, si on traite un sujet infecté par une dose excessive, on aggrave son état, et cela d'autant plus qu'on pratiquera une série d'inoculations, car on additionne les effets, qui, dans ce cas, sont des effets négatifs.

La posologie vaccinale est donc délicate et il semble que, pour appliquer la vaccinothérapie avec une entière rigueur, la méthode opsonique est

d'une utilisation nécessaire. Comme nous le ver--
rons plus loin on peut fort bien s'en passer.

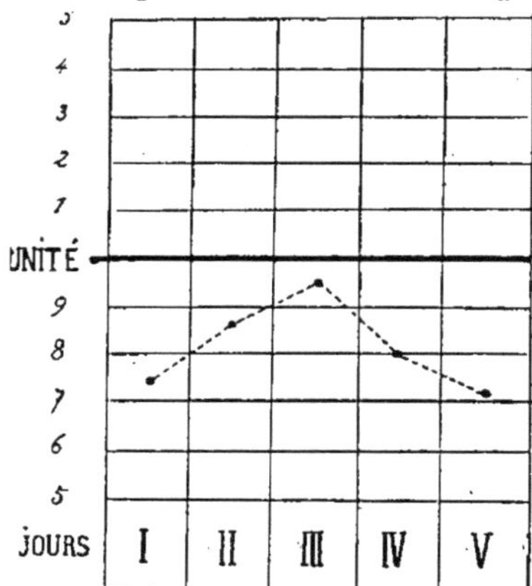

Fig. 23. — Schéma de l'opsonisation avec une dose
de vaccin trop faible.

Le but à atteindre en somme étant de provoquer

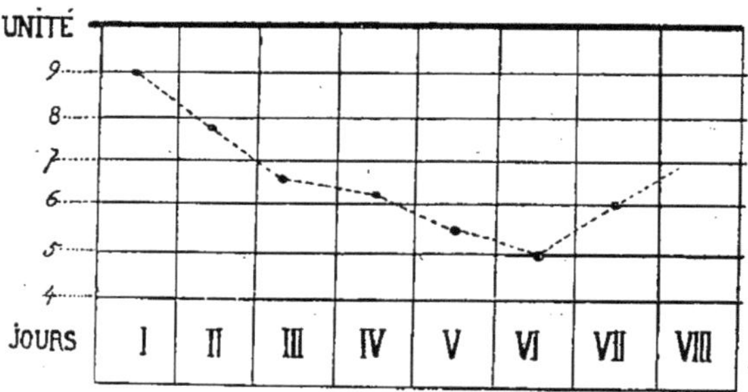

Fig. 24. — Schéma de l'opsonisation avec une dose de vaccin
trop forte.

l'augmentation de l'indice opsonique la plus puis-
sante et la plus longue et la réaction négative la
plus faible et la plus courte pratiquement, il n'est

pas impossible de contrôler par la clinique seule
ce mode de réaction. C'est ainsi qu'on injectera
tout d'abord une dose certainement inoffensive,
l'augmentant graduellement tous les jours qui
suivent jusqu'à production d'une phase négative
légère et brève que la clinique traduira par une
recrudescence temporaire et bénigne des accidents.

D'une façon générale on peut dire que les doses
thérapeutiques initiales doivent être d'autant plus
élevées que l'infection à combattre est moins
aiguë, plus localisée et influence moins l'état
général.

En d'autres termes, puisque l'action du vaccin
est surtout une action d'excitation à la production
par l'organisme de substances défensives, plus
le malade est infecté, plus la dose doit être faible
et moins fréquemment elle doit être renouvelée :
c'est juste le contraire de ce qu'on fait en sérothérapie.

Mais ce sont là des notions très générales, et
ici, comme pour toute autre thérapeutique, l'expérience est le meilleur guide dans la notion de la
dose convenable à injecter.

7. — IMPORTANCE DU MOMENT DE L'INJECTION DU VACCIN POUR LE DÉVELOPPEMENT DES OPSONINES.

De même que la dose du vaccin, le moment opportun pour l'injection est d'une réelle importance, et, à ce point de vue, l'indice opsonique fournit le plus nettement les indications nécessaires. En effet, si on injecte le vaccin pendant une phase négative, on accumule les effets négatifs ; tandis que si on choisit le moment de la phase positive, les effets étant de même cumulatifs, on augmente la phase positive.

Il y a donc une nécessité de connaître, par des indications cliniques qui renseignent sur la grandeur de cet indice, quel est le pouvoir protecteur du sang, pour choisir à la fois la dose du vaccin et le moment opportun pour l'injecter.

En se reportant aux diagrammes précédents, en présence d'une maladie infectieuse se comportant comme le n° 1, une réinoculation semble devoir être nécessaire très rapidement ; au contraire, dans un cas comme le n° 2, une seconde inoculation ne semble indiquée que quand la courbe un moment élevée tend à retomber vers la normale ; tandis que, dans un cas comme celui que schématise le n° 3, une dose faible de vaccin ne doit être employée que lorsque la chute a cessé, montrant que la résistance de l'individu qui a faibli momentanément ne descend pas au-dessous de ce point.

En règle générale, on peut dire que la durée de l'effet produit par une inoculation vaccinale varie proportionnellement à la dose de vaccin employée, c'est-à-dire que, plus longue est la phase négative, plus longue sera la phase positive.

De même que pour la pathologie vaccinale on peut se passer, comme nous l'avons vu, du contrôle de l'indice, on peut également, pour le moment de l'injection, établir en pratique que, dans les états aigus, les intervalles doivent être plus courts (2 à 3 jours) et les doses plus faibles que dans les états chroniques (7 à 10 jours). Le plus souvent d'ailleurs le patient assurera lui-même le moment où la période positive correspondante à l'amélioration sera terminée ; l'injection devra être répétée à ce moment.

IV. — UTILISATION PRATIQUE
DE CES VACCINS

1. — LEUR UTILISATION SOUS LE CONTROLE.
DE LA MÉTHODE OPSONIQUE

De ces diverses recherches il résulte que, dans le mécanisme général de la vaccination, il y a d'abord un abaissement de la résistance de l'économie auquel fait suite, dans un espace de temps plus ou moins long, un accroissement de cette résistance qui s'élève au-dessus de son point primitif.

Si les inoculations vaccinales sont faites sans méthode, elles risquent de déterminer des effets nocifs, en étant pratiquées en pleine période de dépression de l'organisme, ce que Wright appelle en phase négative. Il est donc de toute nécessité, pour user avec de bons résultats thérapeutiques de la méthode des vaccins, de pouvoir apprécier l'état de résistance humorale des malades à soigner. Or, comme le dit Jousset, auquel nous emprunces quelques lignes et les figures 25 à 29 : « Pour pénétrer les secrets de l'immunité et en apprécier la valeur, aucun critérium ne vaut l'examen du sang et la mesure directe de son pouvoir protecteur. Or, quelle que soit la théorie de l'immunité (cellulaire ou humorale) que l'on adopte, c'est le *pouvoir phagogène ou opsonique* du sérum qui nous en donne la formule la plus rapprochée, formule bien supérieure à celle que peut fournir l'agglutination, dont, en ce qui concerne la tuberculose tout au moins, les variations, trop discrètes et peu nettes, présentent une estimation difficile, bien supérieure surtout à celle de la leucocytose, dont le parallélisme avec l'immunité est des plus aléatoires, ce que pourrait d'ailleurs faire prévoir le simple raisonnement, puisque, dans l'issue de toute lutte, c'est la qualité, plus que le nombre des défenseurs, qui importe. »

La résistance de l'organisme, ses fluctuations sous l'influence des vaccinations peuvent être schématisées comme nous l'avons vu plus haut dans les diagrammes de Wright. La série de courbes que nous reproduisons ici, empruntées à l'article de Jousset, schématisent d'une façon très nette les courbes que tout vaccinateur devra savoir établir par la méthode opsonique, puis lire et interpréter pour juger de la dose ou de l'opportunité des vaccinations ultérieures. Voici ces types où les vaccinations sont figurées par des flèches.

« La figure 25 représente l'effet d'une seule inoculation faite à forte dose. L'opération est immédiatement suivie d'une flexion de la résistance, d'une dépression à laquelle Wright donne le nom de *phase négative (ab)*. A celle-ci succède une réaction qui ramène l'immunité à son point primitif (intersection de la ligne *ax*) et lui fait même dépasser son niveau antérieur pour atteindre le sommet *c* : c'est la *phase positive* de l'immunité. Bientôt à l'ascension rapide succède une descente

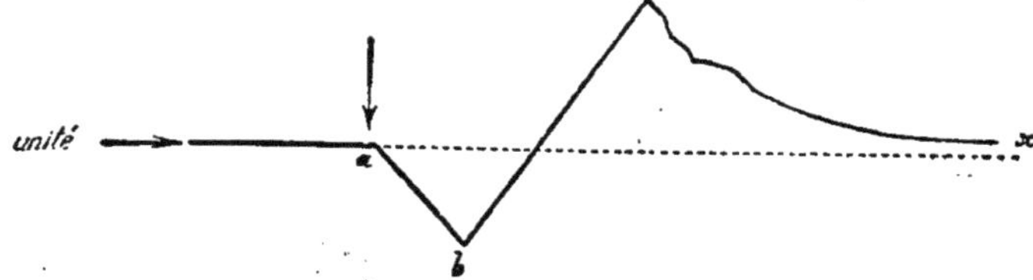

Fig. 25. — Courbe opsonique régulière après une seule
vaccination suffisante.

plus ou moins lente vers la ligne *ax*, à laquelle elle devient parallèle. Il y a donc eu un bénéfice éphémère, mais qui, vu la lenteur de l'extinction, peut être considéré comme un gain pour l'organisme .»

La figure 26 représente l'effet d'une inoculation minima. Étant donnée la faiblesse de la dose, il n'y a pas d'effet toxique, de phase négative, et immédiatement la courbe atteint le point *c*; en réalité, il y a en *a* une phase négative très légère et très éphémère qui passe inaperçue. Ce genre d'inoculation a l'avantage de n'amener aucune dépression; mais, outre que l'effet obtenu est moindre. il est aussi moins durable, et déjà

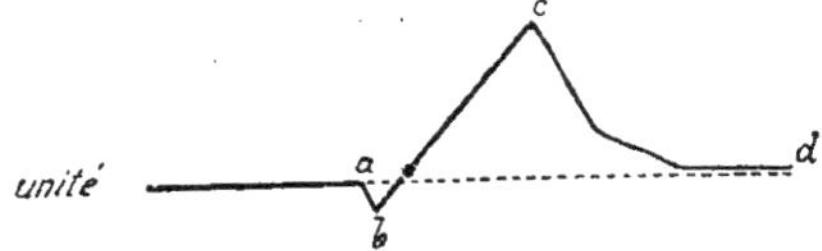

Fig. 26. — Courbe opsonique après une seule vaccination faible.

au point *d* l'immunité est revenue à la normale.

Figure 27, on voit que le gain définitif de l'imm unité peut s'y représenter par la hauteur H

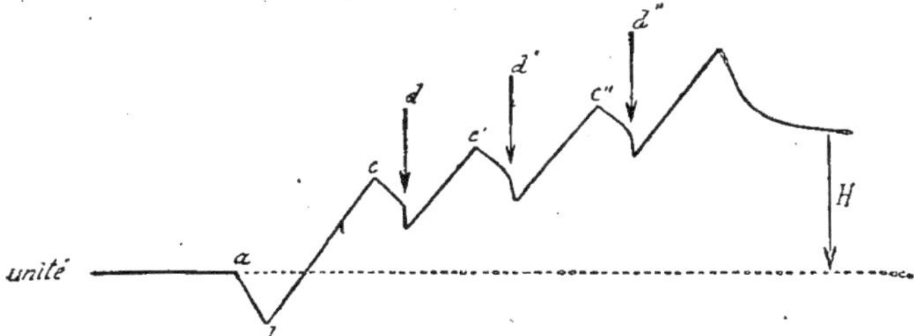

Fig. 27. — Courbe opsonique régulière après une série de vaccinations suffisantes.

Les inoculations ont été correctes parce que dans la série des échelons successifs, elles ont été exécutées en *dehors de la phase négative ab*. Le moment idéal des réinoculations est aux points *c, c' c''*; mais, comme on ne peut *a priori* les connaître, on réinocule dès qu'on voit la courbe fléchir spontanément, c'est-à dire en *d*, *d'*, *d"*, ou lorsque la phase positive est déjà très avancée.

Les figures 28 et 29 représentent des inoculations incorrectement exécutées, c'est-à-dire

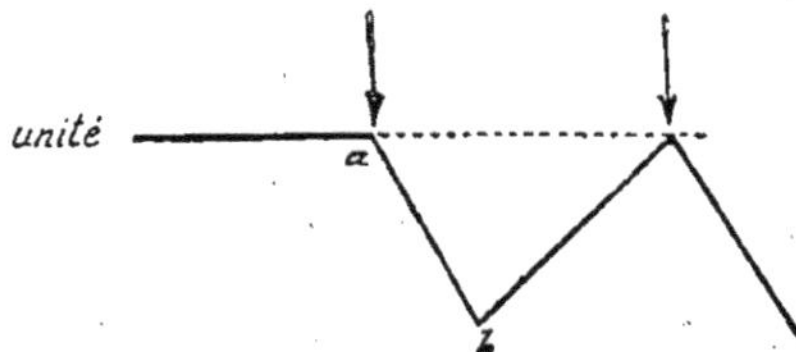

Fig. 28. — Courbe opsonique incorrecte après vaccinations trop fortes.

faites à doses trop fortes, ce qui augmente la dose de la phase négative (fig. 28, *ab*) et supprime tout bénéfice, ou à doses régulières mais

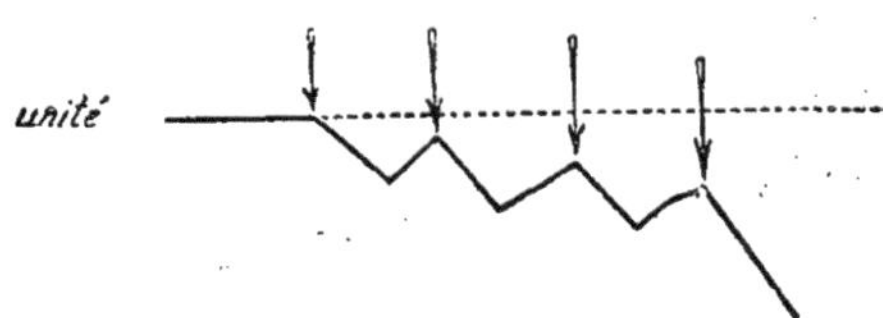

Fig. 29. — Courbe opsonique incorrecte après vaccinations trop rapprochées.

trop rapprochées (fig. 29), faites intempestivement, ce qui produit un cumul d'effets négatifs et, par suite, une intoxication.

Application dans le traitement de la tuberculose par les tuberculines. — C'est pour juger de l'opportunité ou de l'inopportunité de ces réinoculations que la mensuration opsonique est sur tout précieuse. C'est particulièrement dans la tuberculose que cette méthode semble devoir rendre de grands services.

En effet, si l'indice opsonique varie pour chaque individu, il n'en est pas moins assez constant à l'état de santé, oscillant entre 0,8 et 1,2. Chez les tuberculeux, au contraire, cet indice est très variable : tantôt il est supérieur, tantôt inférieur à la normale; de sorte que, de par la variation de l'indice opsonique, on peut, jusqu'à un certain point, dépister, chez certains sujets, la tuberculose.

En observant ainsi l'indice opsonique chez ces malades, on peut suivre avec une certaine précision l'action de la tuberculine de Koch injectée à très faibles doses; et d'après Wright, si le traitement par la tuberculine a donné autrefois plus de déboires que de succès, c'est, pour une part tout au moins, parce que l'on ne disposait pas d'un moyen d'en apprécier l'action utile sur l'organisme malade, d'évaluer la dose appropriée et de déterminer le moment propice pour pratiquer les injections.

La cure consiste à injecter aux malades, à plusieurs reprises, sous la peau, des doses régulièrement croissantes de tuberculine préparée par une émulsion de bacilles tuberculeux.

Wright débute par une dose de 1 millième de

milligramme, augmentant ensuite régulièrement

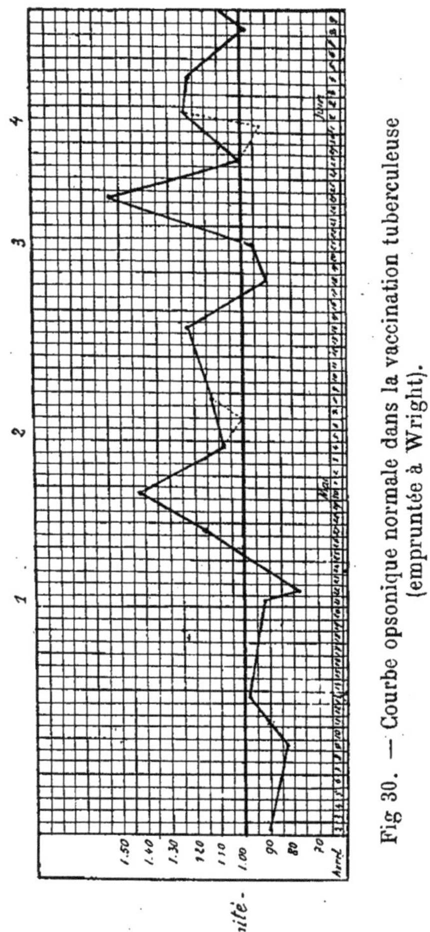

Fig 30. — Courbe opsonique normale dans la vaccination tuberculeuse (empruntée à Wright).

la quantité pour atteindre parfois la dose de 1 milligramme. Dans la pratique, il existe des doses de un demi à un cinquième de milligramme de cultures tuberculinées qu'on emploie. Ces injections sont faites sous-cutanées et exécutées soit à la nuque soit à la région abdominale.

Après chaque injection, on constate en général une diminution de l'indice opsonique (phase négative), suivie d'une augmentation sensible de cet indice (phase positive).

Il ne faut renouveler l'inoculation que lorsque la courbe opsonique entre dans la phase positive, c'est-à-dire lorsque l'organisme, sous l'influence de la tuberculine, commence à élaborer des anticorps spécifiques. « Il résulte des travaux de Wright que l'ascension régulière de la courbe opsonique chez des malades soumis au traitement par la tuberculine indique un pronostic favorable. Parallèlement à l'enrichissement du sérum en principes puissants, capables de faciliter la phagocytose du bacille tuberculeux, on constate en effet une amélioration sensible de l'état général et la régression des lésions tuberculeuses locales.

Telles sont les règles générales de la technique d'inoculation, préconisées par Wright, pratiquées sous le couvert du contrôle opsonimétrique.

2. — LEUR UTILISATION PRATIQUE PAR LE CONTROLE DES SEULS PHÉNOMÈNES CLINIQUES.

Mais, pratiquement, l'indice opsonique est une mesure dont on peut se passer dans un certain nombre de cas.

On peut, suivant Mathews, assistant de Saint-Mary's Hospital de Londres, classer, au point de vue de la nécessité de l'indice opsonique pour l'application du traitement des vaccins aux maladies infectieuses, celles-ci en **deux classes** :

1° Celles dans lesquelles l'emploi d'une dose utile d'un vaccin approprié est suivi de phénomènes cliniques objectifs immédiats, exemple : furonculose et staphylococcie généralisée.

2° Celles dans lesquelles la dose de vaccin, même si elle est appropriée, ne détermine aucun phénomène clinique objectif reconnaissable ou aucun autre phénomène, quel qu'il soit. Un exemple très net de cette catégorie de maladies infectieuses est fourni par la tuberculose des ganglions lymphatiques, affection dans laquelle les symptômes réactionnels objectifs sont le plus souvent absents, même si la dose de vaccin est une dose suffisante.

Ainsi il apparaît que, sauf pour certains cas de

tuberculose où la courbe de l'indice opsonique
est nécessaire, on peut, en se basant, dans un
certain nombre de cas, sur des signes cliniques
repérés par de nombreux examens opsoniques
antérieurs, faire pratiquement des vaccinations
utiles.

Mathews dit ainsi textuellement que, dans un
grand nombre de cas, l'indice opsonique peut
être délaissé et que, s'il doit y avoir le choix
entre une inoculation thérapeutique sans indice
et aucune inoculation du tout, il vaut mieux
entreprendre la vaccinothérapie sans l'indice.
C'est avec l'expérience de plus de 15000 esti-
mations opsoniques faites par an à Saint-Mary's
Hospital que Wright a pu déterminer des règles
pour ainsi dire « cristallisées » pour la direction
du traitement des maladies infectieuses par les
vaccins. Et ce sont ces règles que nous allons
exposer brièvement dans ces derniers para-
graphes, règles que nous avons, depuis 4 ans,
par notre pratique personnelle, pu vérifier dans
leur exactitude.

Vaccinothérapie de la furonculose. — Dans la
furonculose, on peut dire que c'est le triomphe
de la méthode des vaccinations pratiquées sans
le contrôle délicat de la mesure opsonimétrique.
En effet, dans cette affection, les signes cliniques
sont assez évidents après l'injection pour se

rendre compte de la dose de vaccin nécessaire.

S'il s'agit par exemple d'un furoncle commençant, chez un individu présentant une furonculose à répétitions, dans le but de faire avorter cette nouvelle poussée, on injectera 50 000 000 de staphylocoques, et on attendra quatre jours.

Trois cas peuvent se présenter :

Ou bien il y aura amélioration, ou bien les choses resteront dans le *statu quo*, ou bien elles empireront.

S'il y a amélioration, il est évident que la dose était suffisante pour produire une élaboration de substances protectrices suffisantes, elles aussi, pour déterminer l'avortement de la lésion ; et il est indiqué de refaire une injection de vaccin de dose similaire, ou légèrement plus forte.

Si les choses sont restées dans le *statu quo*, il se peut qu'il y ait eu dans le sang circulant une augmentation des substances protectrices, mais elles n'ont pas été en assez grande quantité pour avoir libre accès jusque dans la zone enflammée. Une dose plus considérable de vaccin est donc indiquée pour l'inoculation suivante ; on ne saurait donner avec exactitude la quantité des doses suivantes ; mais, pour assurer une immunité plus ou moins permanente, il paraît évident qu'il faut donner des doses croissantes de vaccin jusqu'à atteindre 400 000 000 et 500 000 000, doses qu'on injectera d'abord chaque semaine, puis à des intervalles plus éloignés.

Enfin, dans le dernier cas, où le furoncle semble devoir suppurer, une forte dose doit être inoculée immédiatement, 500 000 000 par exemple. La résistance du sujet fléchira peut-être temporairement, mais l'évacuation du pus, avec ou sans incision, semblera se faire mieux, et une semaine après on pourra de nouveau injecter une dose de 50 000 000 pour continuer hebdomadairement par des doses de 50 000 000 à 100 000 000, jusqu'à atteindre un maximum de 400 000 000 à 500 000 000.

Mon collègue Mauté, qui, lui aussi, a une longue pratique de la vaccinothérapie, pense qu'il n'y a aucun inconvénient à employer de fortes doses, injectant dès la première injection 500 millions, 1000 et 1500 millions, quitte à voir se produire de la suppuration à la suite des premières injections. Les injections doivent, pour lui, être espacées de 5 à 6 jours et ne doivent pas être prolongées au delà de 5 à 6 semaines, l'amélioration quelquefois ne se manifestant seulement qu'après la fin du traitement.

Cette différence dans la posologie tient peut-être au mode de préparation du vaccin ; car, pour ma part, les doses indiquées plus haut m'ont semblé le plus souvent suffisantes et par ce mode thérapeutique j'ai obtenu de merveilleux résultats

chez des gens jeunes qui ne voulaient rien changer
à leur genre de vie, ni arrêter les fatigues de
veilles trop prolongées, ni modifier des troubles
digestifs entretenus par des régimes intempestifs.
Actuellement c'est par centaines que je compte
les guérisons obtenues et le plus habituellement
les cas observés sont des cas rebelles ; or dans la
plupart des cas, dès la troisième ou quatrième injection de vaccin, on voit les poussées de furonculose s'atténuer, pour s'arrêter par la suite ; dans les
cas les plus rebelles l'amélioration toujours se
manifestera par la diminution considérable des
lésions furonculeuses. On peut dire avec justesse
que la furonculose est le triomphe de la vaccination bactérienne.

Vaccinothérapie de l'acné suppurée. — Dans
le cas d'acné suppurée, on trouve également des
indications nettes de la dose de vaccin à injecter
dans l'observation des phénomènes cliniques. La
dose appropriée est en effet suivie d'une exacerbation des symptômes locaux pendant vingt-
quatre heures, exacerbation à laquelle fait suite
une amélioration notable. Si la dose a été trop
faible, l'amélioration est immédiate, mais celle-ci
n'est que de courte durée. Si la dose est trop
forte, l'exacerbation des phénomènes cliniques
qui correspond à la phase négative de la production des opsonines est d'une plus longue

durée; les lésions empirent pendant plusieurs jours et ne reviendront que lentement à l'état qu'elles présentaient antérieurement, au moment de l'inoculation. De tels cas se présentent assez fréquemment, chez la femme particulièrement, et on peut être quelques mois avant de pouvoir employer une dose de 400 000 000 de staphylocoques sans qu'une phase négative trop marquée s'ensuive.

En ce qui concerne l'acné suppurée, j'ai eu l'occasion de traiter un cas extrêmement rebelle chez un Algérien qui avait tenté toutes les méthodes de traitement et j'ai eu la bonne fortune de voir à la suite de dix injections par doses progressivement croissantes de 50 à 500 000000 de staphylocoques se modifier d'une façon radicale les poussées pustuleuses qui lui rendaient à vingt-huit ans l'existence particulièremeut pénible en le contraignant à l'isolement, au point de vue sexuel.

C'est en effet dans les furonculoses chroniques, dans l'acné, dans le sycosis qu'est le triomphe de la vaccinothérapie, et Wright y a bien insisté: « Nous soulignons exprès le qualificatif *chronique* pour bien préciser notre pensée, dit-il, et pour prévenir une objection facile que les infections staphylococciques aiguës guérissent toutes seules avec une thérapeutique usuelle. On oublie généralement qu'il existe bon nombre de staphylococcies telles que : furonculose, souvent mortelle, des nouveau-nés, eczéma, acné, sycosis, etc., qui durent des années sans que les malades éprouvent le moindre soulagement par nos moyens classiques et qui sont heureusement influencées par la vaccinothérapie. Ce sont ces cas qui nous intéressent le plus particulièrement et c'est là que nous observons le bienfait de l'immunisation active. »

En terminant, citons encore l'opinion du Pr Strabell, qui, dans le *Deutsche medicine Wochenschrift* de mai 1911, d'une longue pratique de la vaccinothérapie staphylococcique, tire les conclusions suivantes qui corroborent du reste ce que nous disions plus haut sur l'emploi des stock vaccins.

1° L'index opsonique n'est pas indispensable pour l'institution d'un traitement par les vaccins antistaphylococciques; l'observation clinique en tiendra lieu pleinement.

2° Les stock vaccins remplissent à peu près le même rôle curatif que l'autovaccin, et dans la furonculose aiguë, subaiguë ou chronique, quelques injections de 50 à 100 000 000 de staphylocoques amènent une guérison complète et durable; en prolongeant un peu plus le traitement immunisant on peut arriver à une stérilisation complète de l'organisme, c'est-à-dire éloigner toute crainte de récidive.

3° Dans l'acné vulgaire, pustuleux ou induré, le résultat, quoique étant bon, le pronostic reste toujours sérieux.

4° Le sycosis coccogène, si rebelle à la médication courante, est bien amélioré par les vaccins.

5° La vaccinothérapie staphylococcique ne connaît pas ou presque pas de contre-indications. Le diabète grave et le moment de la menstruation, voilà les seules restrictions à cette méthode pour ainsi dire bactériotrope. »

Vaccinothérapie de la gonococcie. — Dans la gonococcie, les lésions donnent une indication réelle. C'est ainsi que, dans les cas d'arthrites, une dose excessive est tout de suite indiquée par un accroissement de la douleur persistante et par une aggravation des phénomènes généraux.

Pour les cas d'urétrite, la phase négative est marquée par l'augmentation passagère de la suppuration, qui est de favorable augure si elle ne dure qu'une journée.

Il semble qu'il y ait une différence assez grande entre les différents microorganismes injectés et que, si un vaccin peut donner de bons résultats à la dose de 2 500 000 à 5 000 000, un autre vaccin, pour produire les mêmes résultats, devra être employé à la dose de 40 000 000 à 50 000 000 et peut-être davantage.

Dans les cas où les signes cliniques sont évidents, ce qui constitue la majorité des cas de gonococcie, une dose de vaccin peut être considérée comme suffisante quand une phase négative de la résistance humorale est indiquée par les signes objectifs et subjectifs d'aggravation passagère suivie d'une prompte amélioration. Jusqu'à un certain point, la période d'amélioration est proportionnelle à la durée de la phase négative, mais ce point est bientôt atteint s'il ne survient aucune amélioration dépassant l'état primitif.

Inversement, s'il se produit une période d'amélioration sans qu'il y ait eu au préalable aucun signe de phase négative, la dose suivante de vaccin doit être augmentée avec beaucoup de précaution, sauf pour les cas de gonococcie généralisée, où de petites doses doivent être injectées très fréquemment, peut-être même journellement.

Pratiquement, le seul guide dans ces cas est la température, car l'on peut dire qu'elle indique à peu près exactement l'état de résistance du sang. En effet, suivant que la température s'élève ou s'abaisse, on peut constater un abaissement de l'indice opsonique ou un relèvement (1).

(1) Ces indications de vaccinothérapie par le contrôle des seuls phénomènes cliniques sont tirées des conclusions de

Dans un article récent paru dans la *Presse médicale*, Jarvis exposait, d'après les auteurs anglais et américains, le résultat de la vaccinothérapie dans les infections gonococciques que nous résumerons en partie, car ces résultats sont concordants à ceux que notre expérience personnelle nous a appris depuis quatre ans à constater chez de nombreux malades ainsi traités.

Dans les cas d'infection aiguë gonococcique de l'urètre, si l'on injecte de suite une dose moyenne, on voit, au bout de trente-six à quarante-huit heures, l'écoulement augmenter, la douleur à la miction s'accentuer et parfois le malade accuser un léger malaise; puis à cette aggravation apparente succéder une amélioration très marquée et souvent l'écoulement disparaître complètement. Au bout de trois à quatre jours, on le voit reparaître, mais moins épais et moins abondant; les inoculations successives reproduisent la même succession de phénomènes, l'écoulement devenant chaque jour plus clair; jusqu'à ce qu'enfin, au bout d'un temps variant de quatre à six semaines, la disparition soit complète. C'est ce qu'ont observé Erpe et Stewart, Armstram, Beuck et bien d'autres. Mauté, d'après vingt-trois observations personnelles,

Wright ou de ses élèves. Voir en outre au sujet de l'emploi des vaccins gonococciques l'exposé des leçons du Pr Dieulafoy.

pense de son côté que, sans constituer d'une façon générale une méthode de traitement, dans une certaine mesure on peut considérer la vaccination antigonococcique dans l'urétrite comme un traitement adjuvant qui ne présente en tous cas aucune contre-indication. On peut en dire autant de l'urétrite chez la femme et de la vulvovaginite des petites filles. Cette dernière affection, soignée par Butler et Long, ayant donné neuf cas de guérison sur douze après un traitement de quarante-trois jours en moyenne.

Il va de soi que cette thérapeutique opsonisante ne dispense pas de traiter les déterminations locales de l'infection gonococcique par les moyens classiques. A l'exception de Mauté qui fait ici des réserves, la plupart des auteurs sont d'accord pour proclamer les bons effets de la vaccinothérapie sur les complications locales de la blennorragie : épididymite, cowpérite, prostatite, cystite (Armstram, Shropshire, Ballenger, Breuck, Belfield).

Par contre il y a unanimité des auteurs sur l'efficacité réelle de la vaccinothérapie dans le traitement du rhumatisme blennorragique. A la suite d'injections de vaccin pendant 12, 24 à 36 heures on voit augmenter douleur et gonflements articulaires, puis les troubles s'apaisent ; la douleur notamment peut disparaître entièrement pendant quelques jours ; la fièvre tombe, et dans les formes suppurées le liquide disparaît rapidement, ensemble de phénomènes qui permet de commencer très vite massage et mobilisation.

Enfin dans quelques cas de gonococcémie traités par cette méthode, il y eut (voir les 2 cas de Dieulafoy et les cas d'Erpe et Stewart) des cas de guérison et des cas où une amélioration manifeste se produisit. On en peut donc conclure que c'est plus dans les complications de la blennorragie que dans la blennorragie urétrale que la vaccinothérapie se montre efficace et mérite d'être employée.

Vaccinothérapie dans les infections colibacillaires des voies urinaires. — Sur ce point je n'ai aucune documentation personnelle, mais le cas de Tuffier, à la Société de Chirurgie, juin 1910, les cas de Mauté et ceux publiés au nombre de 23 par M. Wulff (de Copenhague) dans la *Presse médicale* de février 1910, permettent d'affirmer que la vaccinothérapie dans l'infection des voies urinaires par le colibacille peut apporter tantôt une guérison absolue, tantôt une amélioration considérable. Le bon effet se manifeste par une amélioration de l'état général et une destruction du foyer, cause du mal, accompagnée d'un abaissement de la température et d'éclaircissement de l'urine, les meilleures doses semblant être celles de 100 à 500 000 000 chez l'adulte.

CONCLUSIONS

Telle est cette *méthode opsonique* de Wright
dont nous voyons les immédiates et intéressantes
applications thérapeutiques.

Avec cet auteur, la *vaccinothérapie curatrice* (1)
de certaines maladies infectieuses apparaît des
plus fécondes dans ses résultats. Elle est, on le
voit, un procédé d'*immunisation active*. Elle
n'est à déconseiller que dans deux cas, soit
quand l'organisme est trop débilité pour faire les
frais de l'effort d'immunisation que la vaccination
a précisément pour but de solliciter, soit quand
l'infection est suraiguë et qu'il y a déjà dans l'organisme un trop grand nombre de microbes morts
en circulation, mettant suffisamment en liberté
d'endotoxines, pour qu'il soit inutile et même dan-
gereux de l'en surcharger à nouveau. Elle ne doit
donc s'adresser qu'aux cas aigus, mais surtout aux
cas subaigus et chroniques.

(1) Nous avons à dessein omis dans ce travail de parler de
la vaccinothérapie préventive et particulièrement de la vaccinothérapie antityphique qui, elle aussi, développée par les travaux de Wright, vient de trouver une si belle application dans
le vaccin prophylactique du Pr Vincent.

Aujourd'hui débarrassée du contrôle opsonique, et pouvant aisément se passer des vaccins-
autogènes pour ne recourir dans la pratique qu'aux
stock vaccins au préalable préparés dans des laboratoires spéciaux, vaccins injectés suivant des indications que la clinique peut à elle seule fournir,
la vaccinothérapie curatrice qui, née des travaux
de Pasteur, a pris un vigoureux essor, dans ces
dernières années, des travaux de Wright,
devient dans ses applications à la portée de
tous les praticiens. Qu'ils ne se rebutent donc pas
devant l'apparente difficulté de ces indications
nouvelles.

Point n'est besoin d'être un bactériologue con-
sommé pour pratiquer cette méthode thérapeutique, dans les cas simples où le diagnostic
s'impose, comme dans la furonculose, l'acné, où il
est aussi facile de recourir à l'emploi de stock
vaccins staphylococciques que de prescrire de la
levure de bière; dans les cas plus complexes, et
quand le médecin n'aura pas ce qui, à mon avis,
sera l'avenir, un petit laboratoire annexé à son
cabinet de consultation pour aider par ses con-
naissances bactériologiques à ses constatations
cliniques en défaut, dans la plupart des grands
centres des laboratoires spécialisés viendront
compléter son diagnostic ébauché et par là même
préciser la nature du vaccin à injecter.

Si bien qu'à notre avis ces méthodes thérapeutiques ainsi facilitées doivent-elles devenir plus employées et le but de ce petit livre est d'encourager nombre de médecins encore hésitants, dans la pratique usuelle de cette vaccinothérapie, antigènethérapie ou thérapeutique opsonisante.

TABLE DES MATIÈRES

3142-12. — CORBEIL. Imprimerie ÉD. CRÉTÉ.